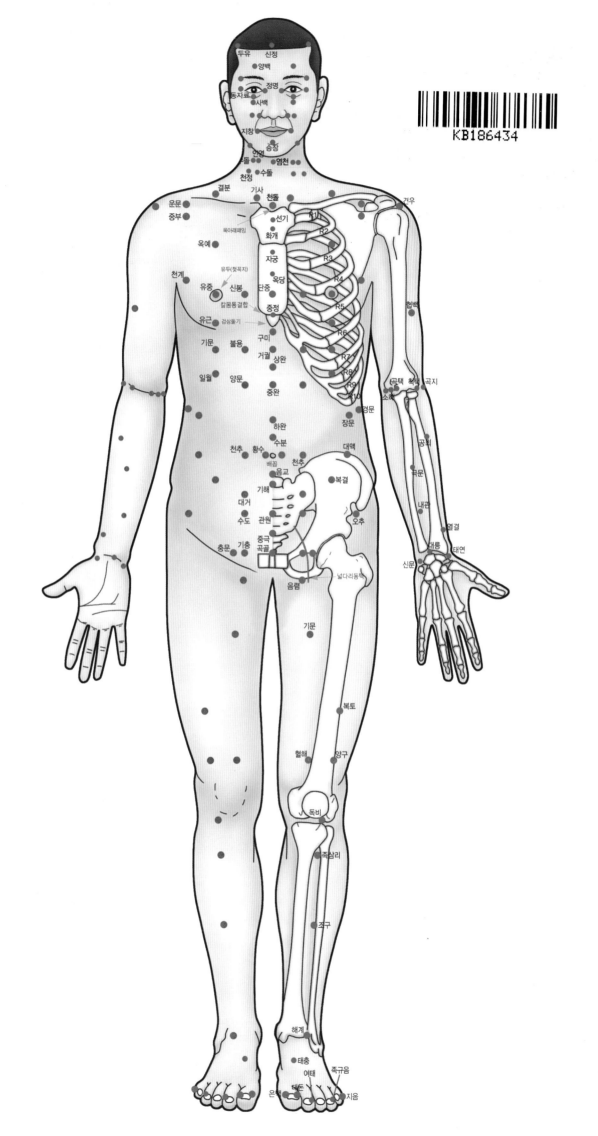

KB186434

내 몸과 내 이웃을 살리는

경락 요법

저자 박옥선
그림 진동일

● 부록 점자출혈 ●

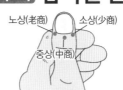

노상(老商)　　소상(少商)
중상(中商)

WHO
(세계보건기구)와
한·중·일 3국의
표준 경혈 위치를
반영한 최신판

지식서관

내 몸과 내 이웃을 살리는
경락 요법

지은이 | 박옥선

펴낸곳 | 도서출판 지식서관

펴낸이 | 이홍식

등록번호 | 1990. 11. 21 제96호

주소 | 경기도 고양시 덕양구 고양동 31-38

전화 | 031)969-9311 **팩스** | 031)969-9313

e-mail | jisiksa@hanmail.net

초판 1쇄 발행일 | 2024년 5월 10일

머 리 말

예로부터 사람이 세상에 태어나서 병들고 늙고 죽는 것은 당연한 자연의 법칙인 줄 알지만 사람들은 이를 극복하기 위하여 무병장수를 위한 건강에 심혈을 기울여 왔다. 그로 말미암아 의학이 고도로 발달하고 건강을 위해 여러 가지 방법들을 동원하기도 한다. 그러나 물질문명이 발달하고 생활수준이 과거에 비해 많이 향상되었다고 하나, 그만큼 복잡해진 생활환경의 와중에서 인간의 정신과 육체는 오히려 더 많은 스트레스와 질병으로 시달리고 있다.

따라서 근래에 들어 질병에 시달리는 사람들뿐만 아니라 비교적 건강하게 지내고 있는 사람들조차 건강에 대하여 매우 신경을 쓰고 예방의 차원에서 많은 노력들을 기울이고 있는 것을 보게 된다. 이처럼 건강에 대한 관심이 높아짐에 따라 요즘에는 여러 가지 건강식품이나 건강을 위한 운동 및 치료요법 등이 널리 소개되고 또 이용되고 있다.

특히 질병치료요법은 이 말이 의미하는 바와 같이 서양의학에 의존하는 것이 아니라 지극히 동양의학 및 전래되어 온 민간요법과 관련되어 있으며 그만큼 개인적이며 비교적 간단한 기술과 방법으로 질병을 치료하거나 예방한다는 측면이 강하다고 할 수 있다.

필자가 이 책을 쓰게 된 데에는 몇 가지 이유가 있다. 먼저 필자는 간호학을 전공한 간호사로서 종합병원에 근무를 몇 년간 한 후 약 25년간 보건교사로서 근무를 하면서 학생들이 비교적 가벼운 증상으로 방문했을 때, 병원에 가지 않고도 어떻게 치료에 도움을 줄 수 있을 것인가를 고민하게 되었

다. 당시에 필자 자신도 건강이 좋지 않아 수지침을 배워 자가치료를 하고 있던 중 많은 효과가 있음을 발견하고 학생들에게도 이를 적용하여 상당한 치료의 효과를 얻게 되면서 동양의학의 신비로움과 효능에 대하여 새로운 인식과 관심을 가지는 계기가 되었다.

퇴직을 한 후 필자가 다니는 교회의 늘봄(노인)대학에서 봉사를 하는 한편 현대의학에서 소외되어 있는 주위의 사람들에게 경락마사지와 수지침, 뜸 요법, 사혈요법 등을 통하여 많은 치유의 경험을 얻게 되었다. 그러면서 이왕이면 동양의학 분야를 좀더 깊이 배우고자 하는 생각으로 한국전인치유신학원에 등록하여 공부를 하면서 많은 것을 배우게 되었다.

그 중에서도 필자가 집중적으로 공부를 한 분야가 경락(경혈) 분야였다. 사람들이 건강에 관심을 많이 가지고 있는 만큼 근래에 들어 한의학의 기본이라고 할 수 있는 경락(경혈)과 관련된 책들이 많이 나와 있고 상업적인 방편으로 많이 이용되고 있는 소위 경락마사지가 한창 유행인 것을 보게 된다. 그러나 경락마사지의 경우 대부분 무늬만의 경락마사지로서 피부미용적인 측면과 간단히 근육을 풀어주는 역할에 그치고 있는 것을 보게 되었다. 경락(경혈)요법을 정확히 응용한다면 이른바 마사지 효과 이외에 질병치료의 효과도 확실히 얻을 수 있다는 점을 간과하고 있다는 점이 늘 아쉬웠다.

따라서 본서에서는 경락마사지가 말로만의 경락이 아니라 실제로 경락에 따른 경혈을 정확히 잡아 질병치료의 효과까지 얻도록 하는 데에 중점을

두었다. 이것은 필자가 그 동안 동남보건대학의 평생교육원 및 지역 주민들을 위해 연계 프로그램으로 개설하고 있는 경락마사지 강의와 임상을 통하여 축적된 경험과 경락분야의 책들을 바탕으로 쓰여졌음을 밝혀둔다. 즉, 일반 독자들은 물론 경락마사지를 공부하거나 이 분야에 종사하는 분들이 이 책을 통하여 실제적인 치료의 효과까지 얻게 하는 데 조그마한 도움이 되지 않을까 하는 기대를 가지고 2004년에『누구나 쉽게 할 수 있는 경락마사지』를 출간하고 2005년에는 개정판을 발간하였다. 그러나 이 책이 안타깝게도 출판사 사정으로 오래 전에 절판되어서 이번에 다시 독자들이 보다 알기 쉽고 활용하는 데 적합하도록 하자는 뜻에서 새롭게 본서를 출간하게 되었다.

필자는 한의학을 전공한 사람도 아니며 의학지식이 풍부한 사람도 아니다. 그러므로 여러 가지 부족한 점이 많다. 이점에 대하여 많은 이해를 해주시기를 바란다. 그저 이웃의 어렵고 소외된 사람들, 점차 노령화가 되어가는 사회에서 노인들이 쉽게 병원에 갈 수 없는 형편을 보아 오면서 조금이라도 도움의 손길이 될 수 있다면 하는 생각과 점

차 많은 사람들이 인식을 새롭게 하는 대체의학적인 측면에서, 그리고 경락(경혈)요법을 실생활에서 어떻게 활용할 수 있을까 하는 소박한 생각에서 출발한 이 일이 이렇게 부족한 책까지 엮어내게 되었다. 혹시 잘못된 곳이 있다면 차후에 바로 잡도록 하겠다.

이 책이 발간되기까지 많은 도움을 주신 분들께 감사를 드린다. 졸저를 기꺼이 출판해 주신 지식서관 대표님과 부족한 자료의 보완과 세심한 편집을 위해 수고하신 분들에게 감사드린다. 한국전인치유신학원동문이며 지금까지 함께 치유봉사사역을 하시면서 추천서를 써주신 우세현 목사님께 감사를 드리며 저로부터 강의를 들은 많은 분들과 가족들의 사랑과 성원에 감사를 드린다.

마지막으로 무엇보다 지금의 나를 있게 하신 하나님께 모든 감사와 영광을 올린다.

2024년 5월
박 옥 선

차례

제1장 경락마사지란 무엇인가?

1. 경락(經絡)이란?

• 경락은 전통의학의 경락(경혈) 이론에 근거한 수기요법(맨손요법)이다.
• 경락이란 기(氣)와 혈(血)이 운행되는 맥을 말한다.
• 인체 안으로는 오장육부와 뼈에 연결되고 밖으로는 근육과 피부, 체모뿐만 아니라 눈·코·귀·입·혀(오관)에 분포되어 인체 각 부위에 기와 혈을 유주순행 시킨다.
• 경락(경혈)의 길이 막히면 병든 세포가 몸에 쌓이고 질병이 생기면 통증반응, 가려움 반응, 피부변색, 탈설반응, 종괴반응 등이 나타나게 되는데 이 때 수기요법으로 혈액순환을 시켜줌으로써 질병을 예방하고 치유할 수 있다.
※인체의 피부는 28일, 근육은 3개월, 뼈는 200일이 지나면 세포가 바뀐다.

2. 경락마사지의 효과

• 혈액순환 촉진
• 급발성 피로회복과 심리적 안정
• 전신 생체조절 기능 향상
• 근육조직의 이완작용

참고 **마사지를 받으면 안 되는 경우!**
• 중독성 질환, 정맥 질환, 급성 염증, 충수염, 복막염, 매독, 임질, 결핵, 세균성 질환, 법정전염병, 악성종양, 화농성 질환, 절대 안정을 취해야 하는 열성 질환
• 기타 열성 질환, 아주 심한 동맥경화증, 급성 뇌출혈, 혈우병, 피부가 극심하게 손상되었거나 피부발진 등, 혈관이 폐색되어 순환장애를 일으키는 경우, 임신을 한 경우나 생리중인 경우

• 스트레스 예방 및 치료
• 피부미용 효과, 세포기능 활성화로 노화지연
• 두통, 불면증 개선
• 척추기능 향상(측만증, 후만증)
• 오십견 치료
• 급만성 변비 개선
• 심인성 질환에 정서적 안정 효과
※마사지 : 손을 사용하여 직접 피부에 일정한 방법으로 역학적 자극을 주는 수기법으로 안마와 혼동하기가 쉽다.

3. 경락마사지 할 때의 유의 사항

서로가 상당한 기운이 소모되는 일이기 때문에 하는 사람이든 받는 사람이든 서로 편안한 자세를 취해야 하는 것이 무엇보다 중요하다.

1) 실시하는 사람의 자세

실시하는 사람은 복장을 편하게 해서 동작을 자유롭게 한다.

경락마사지는 실시하는 사람의 손과 받는 사람의 몸이 직접 닿으므로 항상 손톱은 짧게 유지하며, 손을 깨끗이 해야 한다. 깨끗한 기운을 느껴야 그 효과를 극대화할 수 있다.

압력의 강약을 잘 파악하면서 정성껏 한다. 우리 몸 전체를 좌우로 나눠서 마사지를 할 경우에는 왼쪽부터 시작하고 전신 마사지를 하는 경우에는 똑바로 누워서 12경락의 순서대로 유주방향을 따라 하는 것을 원칙으로 한다. 치료 목적과 부위에 따라 여러 가지 다양한 방법들을 배합하여야 한다.

일반적으로 처음에는 부드럽고 가볍게 시작하여 차츰 강하게 하고, 마지막에는 자극이 약한 쓰다듬기와 스트레칭으로 마무리하는 것이 좋다.

2) 받는 사람의 자세

경락마사지를 받는 사람을 실시하는 사람이 편하게 활동하도록 지시에 잘 따라주어야 한다. 최대

한의 효과를 볼 수 있게 간편한 복장과 편안한 마음자세가 필요하다.

　3) 경락마사지 하기 전에 점검해야 할 사항

　　• 방은 따뜻하고 편안한 느낌이 들어야 한다.
　　• 화장실을 다녀오도록 한다.
　　• 마사지 단계가 끝날 때마다 손을 씻는다.

4. 경락마사지 하는 방법

• 엄지손가락으로 하는 방법　시술자는 피시술자의 팔을 잡고 경혈자리에 엄지손가락 끝으로 부드럽고 완만하게 피시술자의 얼굴 표정을 보면서 사랑하는 마음으로 마사지를 한다.

• 집게손가락과 가운뎃손가락으로 하는 방법 시술자는 집게손가락과 가운뎃손가락을 구부려서 피시술자의 경혈자리에 놓고 부드럽고 완만하게 피시술자의 얼굴 표정을 보면서 사랑하는 마음으로 마사지를 한다.

• 엄지손가락과 네 손가락으로 하는 방법　시술자는 엄지손가락을 피시술자의 경혈자리에 놓고 네 손가락 옆에 대고 부드럽고 완만하게 피시술자의 얼굴 표정을 보면서 사랑하는 마음으로 마사지를 한다.

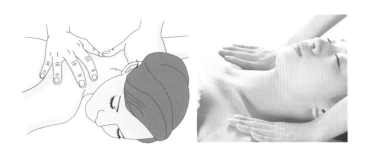

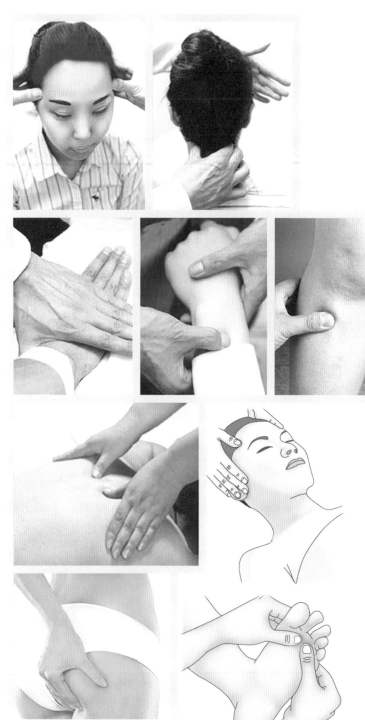

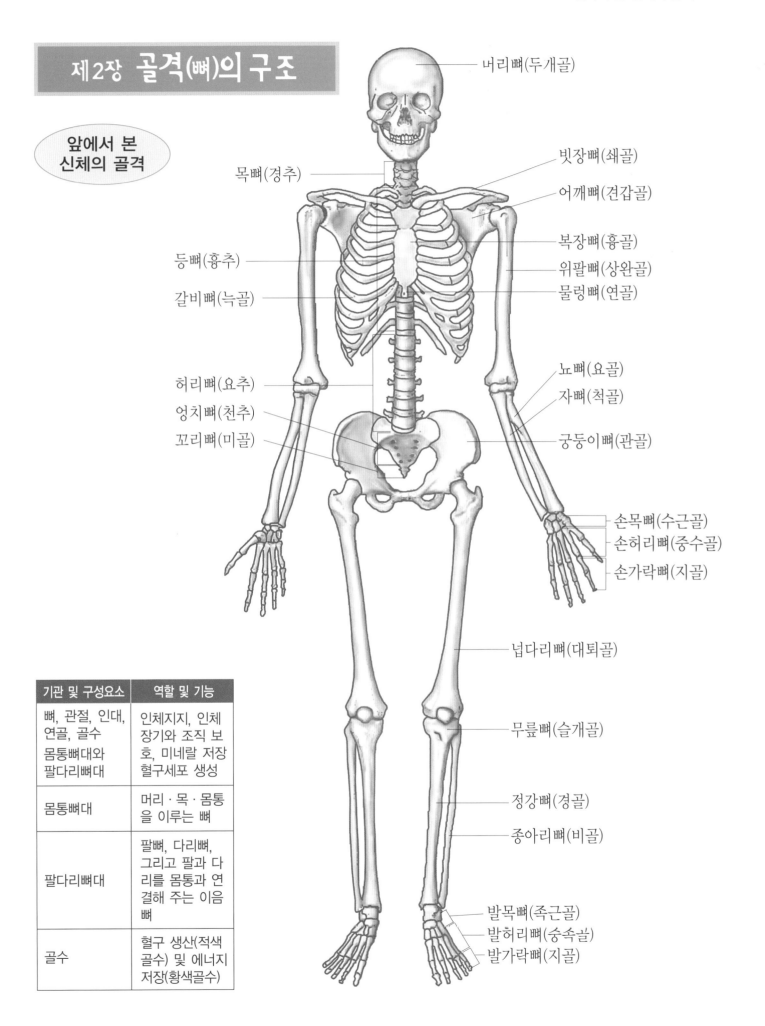

제2장 골격(뼈)의 구조

앞에서 본
신체의 골격

머리뼈(두개골)

목뼈(경추)

빗장뼈(쇄골)

어깨뼈(견갑골)

복장뼈(흉골)

위팔뼈(상완골)

물렁뼈(연골)

등뼈(흉추)

갈비뼈(늑골)

뇨뼈(요골)

자뼈(척골)

허리뼈(요추)

엉치뼈(천추)

꼬리뼈(미골)

궁둥이뼈(관골)

손목뼈(수근골)

손허리뼈(중수골)

손가락뼈(지골)

넙다리뼈(대퇴골)

무릎뼈(슬개골)

정강뼈(경골)

종아리뼈(비골)

발목뼈(족근골)

발허리뼈(중속골)

발가락뼈(지골)

기관 및 구성요소	역할 및 기능
뼈, 관절, 인대, 연골, 골수 몸통뼈대와 팔다리뼈대	인체지지, 인체 장기와 조직 보호, 미네랄 저장 혈구세포 생성
몸통뼈대	머리·목·몸통을 이루는 뼈
팔다리뼈대	팔뼈, 다리뼈, 그리고 팔과 다리를 몸통과 연결해 주는 이음뼈
골수	혈구 생산(적색 골수) 및 에너지 저장(황색골수)

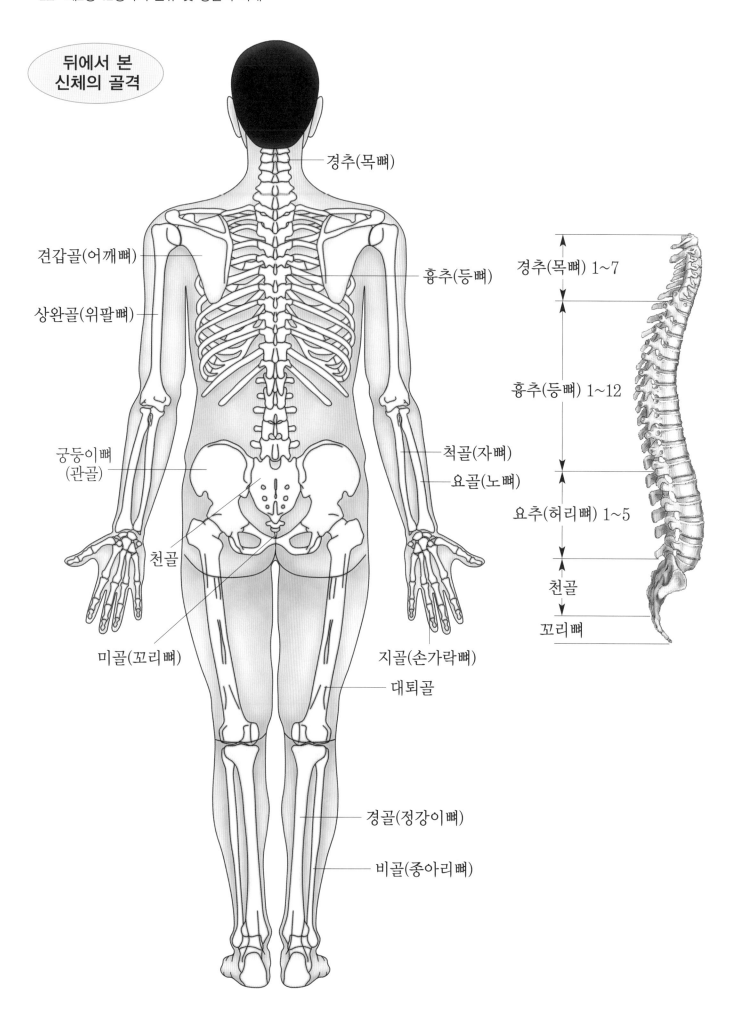

뒤에서 본
신체의 골격

경추(목뼈)

견갑골(어깨뼈)

흉추(등뼈)

상완골(위팔뼈)

궁둥이뼈
(관골)

척골(자뼈)

요골(노뼈)

천골

미골(꼬리뼈)

지골(손가락뼈)

대퇴골

경골(정강이뼈)

비골(종아리뼈)

경추(목뼈) 1~7

흉추(등뼈) 1~12

요추(허리뼈) 1~5

천골

꼬리뼈

제3장 경혈을 찾는 방법

사람의 몸에는 여러 가지 질병을 진찰하고 침을 놓고 뜸을 뜨거나 여러 가지 방법으로 자극을 주었을 때 병이 치료되는 혈위(穴位)가 있다. 이것은 전통의학 치료가 되는 것으로 무엇보다 중요하다.

혈위(穴位)는 마치 밤하늘의 별자리와도 같은 것이며, 우리 선조들이 오랜 경험과 계속적인 실천을 통해 찾아낸 것이기에 더욱 값진 것이다. 혈위는 일정한 위치가 있으며 그 위치는 다음과 같은 여러 가지 조건에 의해 확정되었다.

사람 몸의 피부표면은 ①툭 불거져 솟아오른 곳 ②움푹 들어간 곳 ③털(머리카락 등)이 난 곳 ④주름이 지고 무늬가 있는 곳 ⑤뼈와 뼈 사이의 틈 ⑥힘줄이 있는 곳 등 여러 모양을 하고 있다. 위와 같은 몸의 피부표면의 특징을 이용해 혈위(穴位)의 일정한 위치가 정해졌다.

또 몸 피부표면의 거리를 일정한 비율로 나누어 자리를 정하는 것과 환자의 손가락 가로 길이를 이용하여 자리를 정하는 등 세 가지 방법이 있다. 다시 요약하면 ①피부표면의 특징으로 찾는 법 ②일정한 거리를 등분하여 찾는 법 ③환자 손가락 가로 넓이로 찾는 법이다.

혈위를 찾는 데 쓰이는 자[尺], 치[寸], 푼[分]은 일반적으로 쓰이는 길이인 자[尺;약 30cm], 치[寸; 3cm], 푼[分; 3mm]과는 다르다.

1. 피부표면의 특징으로 찾는 방법

피부표면의 특징으로 찾는 방법은 피부표면의 각 부위별 명칭을 근거로 찾는 것이다. 즉, **코끝에 있는 독맥의 '소료혈', 귀 끝에 있는 기혈의 '이첨혈'** 등이다.

피부표면의 특징으로 찾는 방법에도 고정되어 있는 피부표면의 이름으로 찾는 법과 움직일 때 생기는 피부표면의 특징으로 찾는 법의 두 종류가 있다.

1) 고정되어 있는 피부표면의 이름으로 찾는 법

피부표면에는 부위·특징에 따라 정해진 이름인 인체표피 명칭이 있는데 ①근육이 이루고 있는 움푹 솟은 곳과 쑥 들어간 곳 ②손가락의 손바닥쪽과 손등쪽 및 손톱 ③여러 가지 뼈와 그 뼈가 이루고 있는 관절 ④젖꼭지·배꼽·생식기와 눈·입·귀·코·혀의 오관 등이 그것이다.

혈위를 찾는 데 있어서 인체표피 명칭을 표적으로 찾는 것으로, 예컨데 눈썹 안쪽 끝에 있는 방광경의 '찬죽혈', 장딴지뼈의 작은머리 앞쪽 약간 밑에 있는 담경의 '양릉천혈', 배꼽 한가운데에 있는 임맥의 '신궐혈' 등이다.

2) 움직일 때 생기는 피부표면의 특징으로 찾는 법

몸을 움직이면 각 부위에 따라 서로 다른 특징이 생기는데 ①손가락 마디 등 여러 뼈의 마디를 움직일 때 ②근육과 힘줄을 움직일 때 ③피부와 겉을 마음에 따라 움직일 때 생기는 틈바구니, 움푹 들어가는 함요처, 가로로 생기는 무늬 등을 이용해서 찾는 것으로 예컨대 팔꿈치를 완전히 구부렸을 때 팔꿈치 위쪽에 생기는 가로무늬 끝에 있는 대장경의 '곡지혈', 손목 엄지손가락 등쪽, 엄지손가락을 위로 뻗었을 때 생기는 두 개의 힘줄 사이에 있는 움푹 들어간 대장경의 '양계혈' 등이다.

2. 골도법(骨度法;일정한 거리를 등분하는 법)으로 찾는 방법

일정한 거리를 등분하여 찾는 법을 골도법 또는 절량치법[折量寸法]이라고도 한다. 이것은 옛날 침구학의 경서인 『황제 내경』 '영추의 골도편'에 있는데 몸의 일정한 부위를 등분하여 놓았기 때문에 골도(骨度)라 한 것이다.

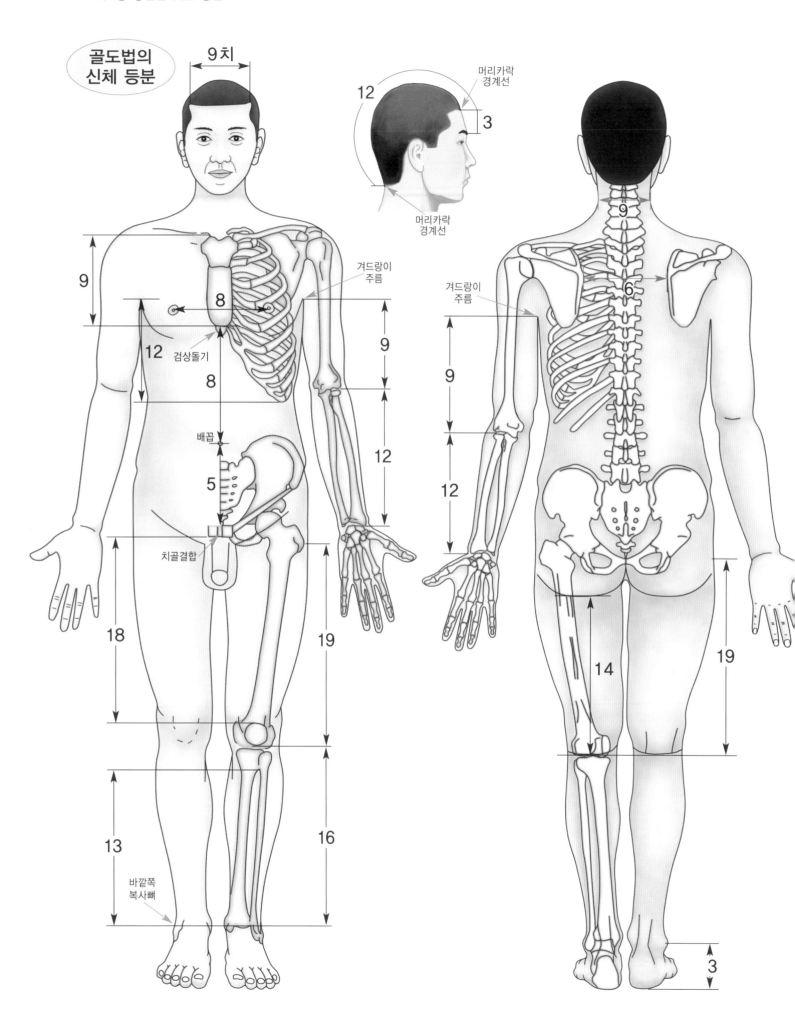

골도법의
신체 등분

9치

머리카락
경계선

12

3

머리카락
경계선

9

겨드랑이
주름

9

9

6

8

겨드랑이
주름

검상돌기

8

9

12

9

12

배꼽

5

치골결합

19

12

18

19

14

13

바깥쪽
복사뼈

16

3

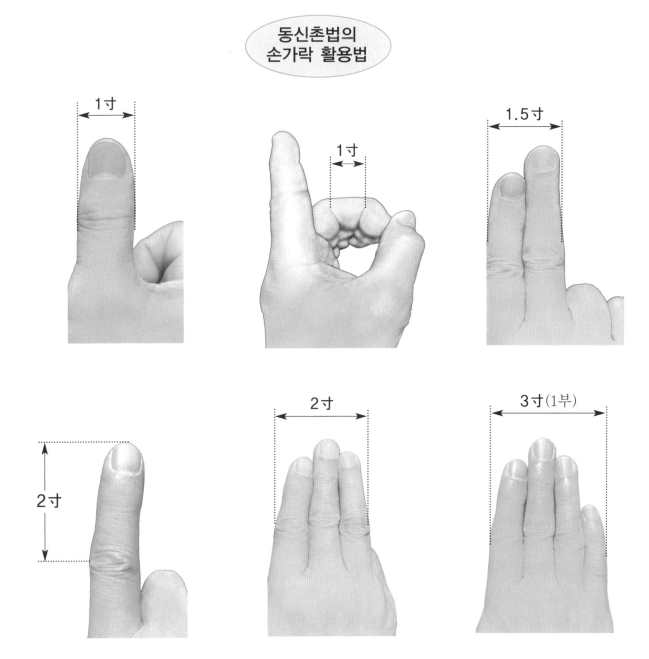

동신촌법의
손가락 활용법

제4장 12경맥의 분류 및 경혈의 이해

1. 수태음폐경

1) 수태음폐경의 개요

- 정경순위(正經順位) : 1번
- 음양오행 및 육경분류(六經分類) : 음경(陰經), 금경(金經), 수태음경(手太陰經)
- 소속 경혈수(經穴數) : 11혈·좌우 22혈
- 시작 혈 : 중부(中府), 끝 혈 : 소상(昭詳)
- 기와 혈의 양 : 다기(多氣), 소혈(少血)
- 유주(流注) 시간 : 3~5시
- 속락(續落) 관계 및 연계 장부(臟腑) :【속 … 폐, 낙 … 대장】 횡격막(橫隔膜)을 통과하고 위(胃), 신(腎)과도 연관된다.
- 주치(主治)범위 및 작용부위: 폐계(肺系) 질환, 즉 호흡기 질환이다. 그러나 표리관계인 대장(大腸) 질환은 물론 흉부(胸部)·기관지·기관(氣管)·인후두(咽喉頭)·비(鼻)·견전부(肩前部)·피모(皮毛) 등의 질환에도 작용한다.
- 장부 색채표

육부(六腑) …	대장(大腸)	오신(五神) …	백(魄)
오계(五季) …	추(秋)	오성(五聲) …	곡(哭)
오취(五臭) …	성(腥)	오곡(五穀) …	도(稻)
오정(五情) …	비(悲)	오미(五味) …	신(辛)
오지(五支) …	식(息)	오근(五根) …	비(鼻)
오성(五性) …	의(義)	오액(五液) …	체(涕)
오축(五畜) …	마(馬)	오변(五變) …	해(咳)
오색(五色) …	백(白)	오방(五方) …	서(西)
오악(五惡) …	조(燥)	오과(五果) …	도(桃)
오체(五體) …	피모(皮毛)	발전과정 …	수(收)

2) 폐 질환의 증후(證候)

폐는 호흡기능을 가졌으며 전신의 기를 주관한

다. 폐의 기능에 병변이 오면 호흡과 기(氣)에 이상이 나타난다. 만일 병사가 폐를 침입하면 호흡기능에 지장을 주어 호흡이 순조롭지 못하며 가슴이 답답함과 숨이 차고 기침, 가래, 재채기 등이 나타나며, 폐가 전신의 기를 주관하는 기능이 파괴되면 기가 모자라 제대로 숨을 쉬지 못하고 말소리가 낮고 사지가 나른하고 맥이 없는 증상이 나타나고, 폐의 수도를 통조시키는 기능이 감퇴되면 수액이 체내에 멎거나 담(痰)과 음(飮)이 생기며 심하면 부종(浮腫)의 병증이 나타나게 된다.

폐기가 약해서 심을 돕지 못하여 혈을 운행시키지 못하면 혈행의 장애가 생겨 가슴이 답답하고 가슴이 뛰며, 입술과 혀가 청자(靑磁)한 증상이 나타나며, 또한 피부조직에 영양분을 제대로 공급할 수 없어 외부의 침습을 방어하는 능력이 낮아져 감기에 걸리기 쉽고 피부가 깔깔하게 말라드는 증상이 나타나기도 하고 땀구멍이 막혀 땀이 없거나 반대로 땀을 많이 흘리기도 한다.

3) 수태음폐경의 경혈

- 2. 운문
- 1. 중부-폐경의 묘혈
- 3. 천부
- 4. 협백
- 8치
- 5. 척택-합수혈
- 6. 공최-극혈
- 12치
- 7. 열결-낙혈
- 8. 경거-경금혈
- 9. 태연-원혈, 유토혈, 맥회
- 10. 어제-형화혈
- 11. 소상-정목혈

혈 명	적 응 증	위 치
① **중부** (中府) 모혈(募穴)	폐·기관지 질환, 천식, 모든 호흡기병, 오십견, 가슴 통증, 어깨 관절통, 심장병	운문에서 밑으로 1치 (동신촌법), 첫번째 늑간, 즉 갈비뼈 사이
② **운문** (雲門)	폐·기관지 질환, 천식, 모든 호흡기병, 오십견, 가슴 통증, 어깨 관절통	쇄골(빗장뼈)의 바깥쪽 끝의 밑을 눌러 보면 쑥 들어가는 곳
③ **천부** (天府)	어깨와 팔의 통증(견비통), 천식, 코피, 고혈압, 뇌충혈, 어깨 부위의 통증	겨드랑이 앞쪽 가로무늬 끝에서 밑으로 3치 (골도법), 위팔의 알통 근육의 약간 바깥쪽
④ **협백** (俠白)	기관지염, 천식, 각혈, 가슴이 뛸 때, 팔의 앞쪽이 아플 때, 주로 심장병, 호흡촉박	겨드랑이 앞쪽 가로무늬 끝에서 밑으로 4치, 천부에서 밑으로 1치 (골도법)
⑤ **척택** (尺澤) 합수혈 (合水穴)	해수, 천식, 각혈, 목이 붓고 아플 때, 팔과 팔꿈치 통증, 허리 통증(신허증)	팔꿈치 가로무늬 속에서 찾음. 위팔 알통 근육에 달린 힘줄의 바깥쪽으로 움푹 들어간 곳
⑥ **공최** (孔最) 극혈(隙穴)	팔꿈치와 팔의 통증, 치질, 편도선염, 두통, 가슴 통증, 목의 통증, 기관지염, 천식	척택혈과 태연혈을 연결한 선상에서 찾음. 척택혈 밑으로 5치, 태연혈 위로 7치(골도법)
⑦ **열결** (列缺) 낙혈(絡穴)	해수, 심한 천식, 안면 신경마비, 치통, 손목 통증, 목의 통증	손목뼈(요골) 톡 튀어 나온 곳의 바로 위쪽, 태연혈 위 1.5寸(골도법). 맥박이 뛰는 곳
⑧ **경거** (經渠) 경금혈 (經金穴)	가슴통증, 구토, 해수 (기관지염), 목이 붓고 아플 때, 열은 나는데 땀은 나지 않는 증상	손목뼈(요골) 톡 튀어 나온 곳의 바로 앞쪽, 태연혈 위 1치(골도법). 맥박이 뛰는 곳

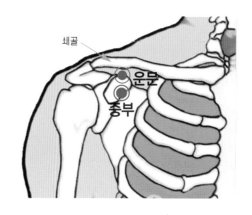

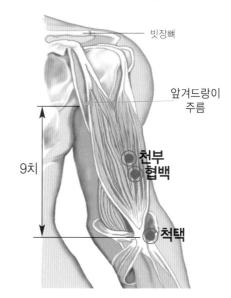

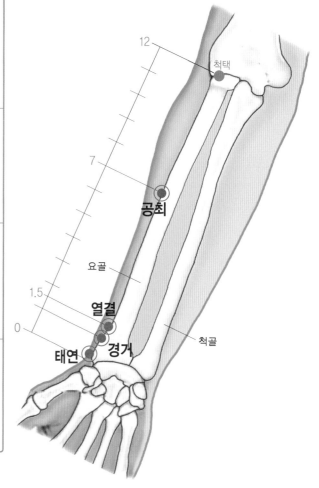

혈 명	적 응 증	위 치
⑨ **태연** (太淵) 원혈(原穴) 맥회(脈會) 유토혈 (俞土穴)	불면증, 기관지염, 유행성감기, 천식, 폐결핵, 가슴 통증, 손목 통증, 저혈압	손목 안쪽 가로무늬 엄지손가락 쪽 끝, 요골 끝의 바로 밑 (맥박이 뛰는 곳)
⑩ **어제** (魚際) 형화혈 (滎火穴)	해수, 인후염증, 편도선염, 갑자기 말을 못할 때, 심한 천식, 각혈, 발열	첫번째 손바닥뼈 가장자리, 손바닥과 손등 경계선 가운데
⑪ **소상** (少商) 정목혈 (井木穴)	편도선염, 감기, 기관지염), 폐렴, 뇌졸증전구증, 실신, 졸도, 소아경기, 급성고열, 급체, 간질병	엄지손가락 손톱 뒤의 안쪽 모퉁이에서 1푼(약 0.2cm) 떨어진 곳

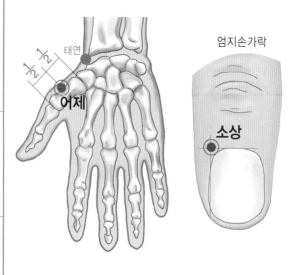

2. 수양명대장경

1) 수양명대장경의 개요

- 정경순위(正經順位) : 2번
- 음양오행 및 육경분류(六經分類) : 양경(陽經), 금경(金經), 수양명경(手陽明經)
- 소속 경혈수(經穴數) : 20혈 · 좌우 40혈
- 시작 혈 : 상양(商陽), 끝 혈 : 영향(迎香)
- 기와 혈의 양 : 다기(多氣), 다혈(多血)
- 유주(流注) 시간 : 5~7시
- 속락(續落) 관계 및 연계 장부(臟腑) :【속 … 대장, 낙 … 폐】위(胃)와도 연관된다.
- 주치(主治)범위 및 작용부위 : 대장(大腸)질환이다. 그러나 표리관계인 폐(肺) 질환은 물론 위 질환 · 소화불량 · 고혈압 · 상지(上肢) 질환 · 열성(熱誠) 방면 질환 · 어깨 질환 · 인후(咽喉) 질환 · 피부 질환 · 두면(頭面) 질환 및 오관부(五官部) 병증에도 특효하다.
- 장부 색채표

육장(六臟) … 폐(肺)		오신(五神) … 백(魄)	
오계(五季) … 추(秋)		오성(五聲) … 곡(哭)	
오취(五臭) … 성(腥)		오곡(五穀) … 도(稻)	
오정(五情) … 비(悲)		오미(五味) … 신(辛)	
오지(五支) … 식(息)		오근(五根) … 비(鼻)	
오성(五性) … 의(義)		오액(五液) … 체(涕)	
오축(五畜) … 마(馬)		오변(五變) … 해(咳)	
오색(五色) … 백(白)		오방(五方) … 서(西)	
오악(五惡) … 조(燥)		오과(五果) … 도(桃)	
오체(五體) … 피모(皮毛)		발전과정 … 수(收)	

2) 대장 질환의 증후(證候)

대장에 병변이 발생하면 주로 대변으로 반영된다. 다른 장부와의 관계를 보면 폐와 대장은 표리관계에 있으므로 대장에 나타나는 증후는 폐와 일정한 관계를 갖고 있다. 만일 대장이 병이 나면 수송기능이 파괴되므로 대변의 질과 양의 변화를 가져오며 또한 대변의 회수도 변화가 일어난다.

예를 들어 대장이 수분을 흡수하지 못하면 곡식 알이 섞인 대변을 보며 배에서 소리가 나고 복통과 설사가 난다. 반대로 수분을 많이 흡수하면 변비 등의 증상이 생긴다.

3) 수양명대장경의 경혈

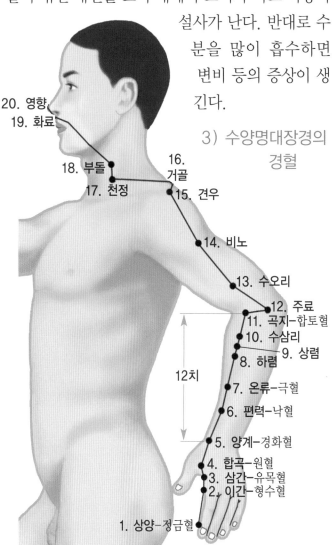

- 20. 영향
- 19. 화료
- 18. 부돌
- 17. 천정
- 16. 거골
- 15. 견우
- 14. 비노
- 13. 수오리
- 12. 주료
- 11. 곡지-합토혈
- 10. 수삼리
- 9. 상렴
- 8. 하렴
- 7. 온류-극혈
- 6. 편력-낙혈
- 5. 양계-경화혈
- 4. 합곡-원혈
- 3. 삼간-유목혈
- 2. 이간-형수혈
- 1. 상양-정금혈
- 12치

혈 명	적 응 증	위 치	
① **상양** (商陽) 정금혈 (井金穴)	눈 질환, 열이 날 때, 이명, 나청, 아랫니 통증(하치통), 목의 통증, 뇌졸증 졸도시의 구급혈	집게손가락 손톱 뒤 안쪽 모퉁이에서 1푼(약 0.2cm) 떨어진 곳	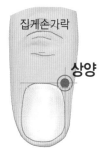 집게손가락 상양

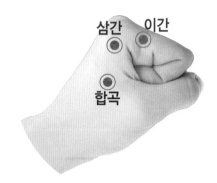

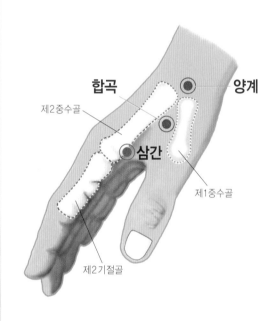

혈 명	적 응 증	위 치
② 이간 (二間) 형수혈 (滎水穴)	아랫니 통증(하치통), 목이 아플 때, 코피가 날 때, 편도선염, 소아변비, 삼차신경통	두번째손바닥뼈와 집게손가락 첫번째 뼈 사이 마디의 앞쪽에 쑥 들어간 곳
③ 삼간 (三間) 유목혈 (俞木穴)	얼굴살이 이픈 삼차신경통, 눈병, 설사, 변비, 아랫니 통증(하치통), 목의 통증, 급성고열	집게손가락 안쪽으로 두번째 손바닥 뼈끝의 뒤쪽 우묵한 곳
④ 합곡 (合谷) 원혈(原穴)	감기, 머리·얼굴오관부병, 중풍반신불수, 신경쇠약, 모든 월경병, 두드러기, 피부가려움증, 인공유산, 혈압항진, 발열 무병장수의 혈	엄지와 집게손가락을 쫙 폈을 때 첫째와 둘째손바닥 뼈 중간을 연결한 선의 중간 지점에서 약간 두번째 손등뼈 쪽을 누르면 아픈 곳
⑤ 양계 (陽谿) 경화혈 (經火穴)	두통, 눈이 아픈 안통, 손목의 시큰거림, 아랫니 통증(하치통), 이명, 목의 통증	엄지손가락을 뒤로 젖혔을 때 손등 쪽 가로 무늬 끝의 두 힘줄 사이에 움푹 들어간 곳
⑥ 편력 (偏歷) 낙혈(絡穴)	수관절통, 상완신경통, 치통, 편도선염, 인후병	양계혈과 곡지혈을 연결한 선의 위, 양계혈에서 곡지혈 쪽으로 3치(골도법 ; 12분의 3)
⑦ 온류 (溫溜) 극혈(隙穴)	설염, 구내염, 면종, 사지종, 치통	양계혈과 곡지혈을 연결한 선의 위, 양계혈에서 곡지혈 쪽으로 5치(골도법 ; 12분의 5)
⑧ 하렴 (下廉)	주비통, 소화장애, 폐렴, 기관지염, 늑간신경통	양계혈과 곡지혈을 연결한 선의 위, 곡지혈에서 양계혈 쪽으로 4치(골도법 ; 12분의 4)
⑨ 상렴 (上廉)	중풍반신불수, 상지마비, 뱃속이 꾸르륵거릴 때, 위의 통증(상지통), 테니스엘보	양계혈과 곡지혈을 연결한 선의 위, 곡지에서 양계 쪽으로 3치(골도법 ; 12분의 3)

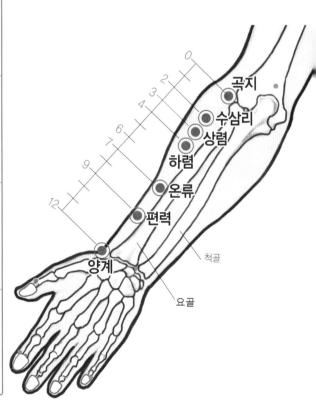

혈 명	적 응 증	위 치
⑩ **수삼리** (手三里)	어깨·팔의 통증, 상지 마비, 복통, 설사, 소화불량, 얼굴이 부을 때, 안면신경마비, 고혈압, 반신불수, 당뇨병	양계혈과 곡지혈을 연결한 선의 위, 곡지에서 양계 쪽으로 2치(골도법 ; 12분의 2)
⑪ **곡지** (曲池) 합토혈 (合土穴)	성인병 예방, 혈압강하, 반신불수, 상지마비, 두통, 변비, 피부병, 상박신경통, 내장기관에 대하여 강장작용 무병장수의 혈	팔꿈치를 구부리고 손바닥을 반대편 젖가슴에 대었을 때 생기는 팔꿈치 바깥쪽 가로무늬 끝
⑫ **주료** (肘髎)	상지신경통, 팔꿈치 통증, 테니스엘보, 상지마비	팔꿈치를 구부렸을 때 곡지혈에서 바깥 비스듬히 위에 있음. 곡지에서 약 1치(동신촌법)
⑬ **수오리** (手五里)	각혈, 폐렴, 복막염, 연주창, 팔과 팔꿈치 통증, 상지신경마비	곡지와 견우혈을 연결한 선의 위, 곡지에서 위로 3치(골도법)
⑭ **비노** (臂臑)	상지마비, 피부가려움증, 각종 눈병, 두드러기, 견비통, 삼각근통, 중풍	견우와 곡지혈을 연결한 선의 위, 곡지에서 위로 7치(골도법), 위팔 삼각근이 끝나는 곳의 약간 앞쪽
⑮ **견우** (肩髃)	견관절통, 상지신경통, 두드러기, 피부가려움증, 습진, 피부병 명혈, 고혈압	팔을 들어올렸을 때 어깨관절 제일 높은 곳인 견봉 앞에 나타나는 움푹 들어간 곳
⑯ **거골** (巨骨)	모든 견관절병, 갑상선이 부었을 때, 오십견, 굴신할 수 없는 견비통, 골프견통	어깨관절 제일 높은 곳인 견봉 뒤쪽으로 움푹 들어간 곳

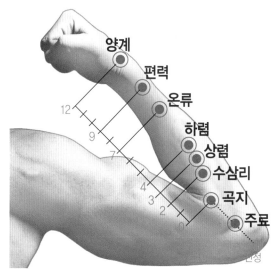

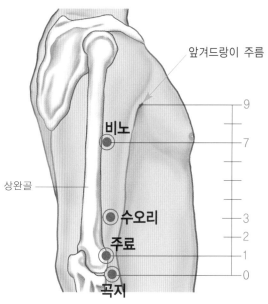

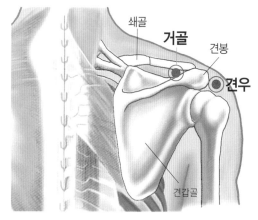

혈 명	적 응 증	위 치
⑰ **천정** (天鼎)	편도선염, 목이 아픈 인후통, 연주창, 볼거리(이하선염), 말을 갑자기 못할 때, 천식, 고혈압	위경의 결분과 부돌을 연결한 선의 중간점, 부돌직하 1치(동신촌법)
⑱ **부돌** (扶突)	해수, 천식, 목이 쉬었을 때, 가래가 많을 때, 목이 붓고 아플 때, 갑상선이 부었을 때, 음식을 삼키기 힘들 때, 흉쇄유돌근 마비, 타액분비 과다	목의 툭 튀어나온 울대뼈에서 양쪽 3치(동신촌법), 위경의 인영혈 바깥쪽 1.5치, 목의 빗장뼈 위쪽
⑲ **화료** (禾髎)	코감기(비염), 코피, 안면신경마비(와사증), 윗니의 통증(상치통), 코막힘, 축농증, 입을 다물고 열지 못할 때	독맥의 인중혈에서 양쪽 0.5치(동신촌법), 콧구멍 바깥쪽 가장자리 바로 밑
⑳ **영향** (迎香)	코감기, 축농증, 안면신경마비, 코막힘, 얼굴이 아픈 삼차신경통, 콧물이 날 때	코의 불룩하게 튀어나온 콧방울 옆 0.5치(동신촌법)의 곳

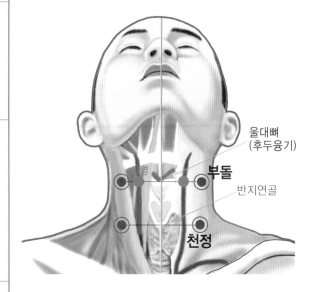

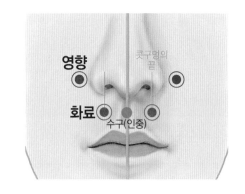

3. 족양명위경

1) 족양명위경의 개요

• 정경순위(正經順位) : 3번

• 음양오행 및 육경분류(六經分類) : 양경(陽經), 토경(土經), 족양명경(足陽明經)

• 소속 경혈수(經穴數) : 45혈 · 좌우 90혈

• 시작 혈 : 승읍(承泣), 끝 혈 : 여태(厲兌)

• 기와 혈의 양 : 다기(多氣), 다혈(多血)

• 유주(流注) 시간 : 7~9시

• 속락(續落) 관계 및 연계 장부(臟腑) : 【속 … 위, 낙 … 비장】 심(心), 대장(大腸), 소장(小腸)과도 연관된다.

• 주치(主治)범위 및 작용부위: 위(胃) 질환이지만 표리관계(表裏關係)인 비(脾) 질환은 물론 심(心) · 대장(大腸) · 소장(小腸) · 전두(前頭) · 안면(顔面) · 안(眼) · 비(鼻) · 구치(口齒) · 인후(咽喉) · 흉복부(胸腹部) 및 하지(下肢) 등의 질환에도 작용한다.

• 장부 색채표

육장(六臟) … 비(脾)		오신(五神) … 의(意)	
오계(五季) … 장하(長夏)		오성(五聲) … 가(歌)	
오취(五臭) … 향(香)		오곡(五穀) … 속(粟)	
오정(五情) … 사(思)		오미(五味) … 감(甘)	
오지(五支) … 유(乳)		오근(五根) … 구(口)	
오성(五性) … 신(信)		오액(五液) … 연(涎)	
오축(五畜) … 우(牛)		오변(五變) … 얼(噦)	
오색(五色) … 황(黃)		오방(五方) … 중앙(中央)	
오악(五惡) … 습(濕)		오과(五果) … 조(棗)	
오체(五體) … 기육(肌肉)		발전과정 … 화(火)	

2) 위 질환의 증후(證候)

위는 수곡의 해(海), 즉 바다이다. 대개 음식을 절제하지 못하고 시간적으로도 일정하지 못하거나 혹은 찬 음식과 뜨거운 음식, 또는 자극적인 음식 등은 모두가 위의 정상적 기능에 영향을 줌으로써 병변을 일으킨다.

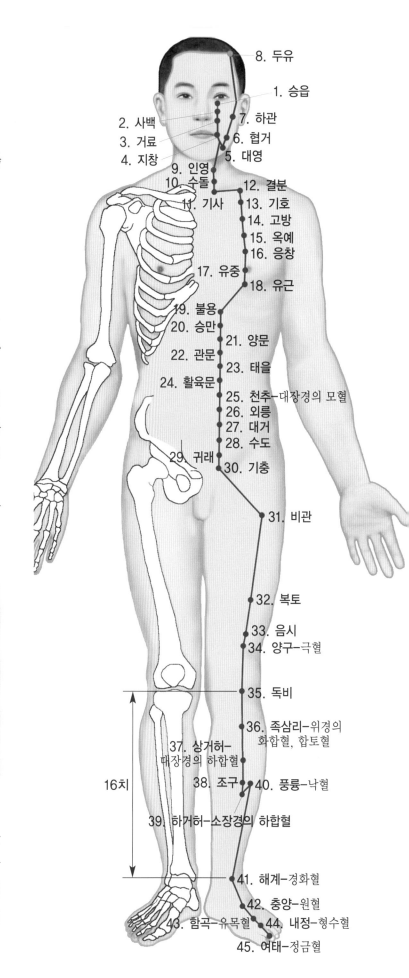

8. 두유
1. 승읍
2. 사백
7. 하관
3. 거료
6. 협거
4. 지창
5. 대영
9. 인영
10. 수돌
12. 결분
11. 기사
13. 기호
14. 고방
15. 옥예
16. 응창
17. 유중
18. 유근
19. 불용
20. 승만
21. 양문
22. 관문
23. 태을
24. 활육문
25. 천추-대장경의 모혈
26. 외릉
27. 대거
28. 수도
29. 귀래
30. 기충
31. 비관
32. 복토
33. 음시
34. 양구-극혈
35. 독비
36. 족삼리-위경의 화합혈, 합토혈
37. 상거허- 대장경의 하합혈
16치
38. 조구
40. 풍륭-낙혈
39. 하거허-소장경의 하합혈
41. 해계-경화혈
42. 충양-원혈
43. 함곡-유목혈
44. 내정-형수혈
45. 여태-정금혈

위는 음식을 받아들이는 기관이므로 만일 위에 병리변화가 생기면 음식을 수납하는 기능이 영향을 받아 음식을 먹으려 하지 않고 윗배가 부르고 뿌듯하며 통증이 생기고 부패한 트림을 하는 증상이 나타난다.

위가 음식물을 부숙하여 소장으로 내려보내는 기능을 잃게 되면 음식물 및 찌꺼기가 하행할 수 없고 식욕에 지장을 줄 뿐만 아니라, 탁기(濁氣)가 상역(上逆)을 일으키므로 먹지 못하고 복부가 답답하며 배가 붓고 아프며 변비 등이 나타나기도 한다. 이렇게 위기가 하강하지 못하면 위로 밀어올려 트림을 하며 속이 메스껍고 토하게 되며, 중초(中焦)의 소화에 지장이 있을 뿐만 아니라 기타 장부에 영향을 주어 여러 가지 다른 병리변화가 나타난다.

3) 족양명위경의 경혈

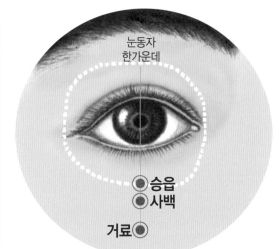

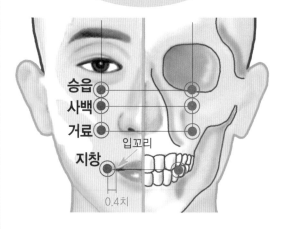

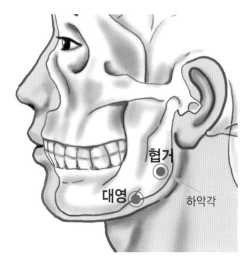

혈 명	적 응 증	위 치
① **승읍** (承泣)	근시, 원시, 난시, 눈이 희미해지는 백내장, 안압이오르는 녹내장, 눈 깜박거림, 눈물이 저절로 나오는 유류, 눈이 충혈되고 아픈 결막염	눈을 똑바로 떴을 때 동공(눈동자)의 바로 밑, 눈동자와 눈자위 뼈 사이를 누르면 쏙 들어가는 곳
② **사백** (四白)	안면신경마비 및 경련, 근시, 삼차신경통, 각막염, 축농증, 알레르기성 안면부종(붓는 것)	동공(눈동자) 바로 밑 1치, 승읍혈 바로 밑 3푼(동신촌법)
③ **거료** (巨髎)	코감기, 얼굴이 아픈 삼차신경통, 안면신경마비(와사증), 윗니의 통증(상치통)	동공(눈동자) 아래로 코밑을 따라 옆으로 똑바로 그은 선과 교차되는 점
④ **지창** (地倉)	안면신경마비(와사증), 얼굴이 아픈 삼차신경통, 침을 흘릴 때, 언어장애, 입을 다물고 열지 못할 때	구각, 즉 입의 양쪽 각이 진 곳에서 바깥쪽으로 0.4치(동신촌법)
⑤ **대영** (大迎)	이하선염(볼거리), 안면신경마비(와사증), 얼굴이 아픈 삼차신경통, 치통, 입을 꼭 다물고 열지 못할 때	협차혈의 앞쪽 약 0.5치(동신촌법), 입을 다물었을 때 아래턱 뼈 위에 나타나는 교근(음식을 씹을 때 움직이는 근육)의 밑

혈 명	적 응 증	위 치
⑥ **협거** (頰車)	치통, 턱의 관절염, 안면 신경마비, 입을 다물고 열지 못할 때, 교근(음식을 씹을 때 움직이는 근육)의 경련	치아를 꼭 물면 볼에 교근이 툭 불거지는 곳의 중앙, 아래턱뼈 모퉁이에서 앞쪽으로 1치(동신촌법)
⑦ **하관** (下關)	귓병, 안면신경마비(와 사증), 삼차신경통, 치통, 턱의 관절염, 교근(음식을 씹을 때 움직이는 근육)의 경련	입을 다물었을 때 귀젖에서 코쪽으로 약 1치(동신촌법) 되는 곳에 생기는 움푹 들어간 곳
⑧ **두유** (頭維)	두통, 안면신경마비, 눈이 아프고 눈물이 나올 때	머리 한가운데 선에서 양쪽 4.5치(골도법), 머리털이 난 곳의 각이 진 곳의 바로 위
⑨ **인영** (人迎)	고혈압, 저혈압, 천식, 갑상선이 부을 때, 인후통, 발음장애, 목이 쉴 때, 기관지염	후두융기에서 양쪽으로 1.5치(동신촌법), 후두융기와 흉쇄유돌근(목에 힘을 주면 불끈 솟는 근육) 사이
⑩ **수돌** (水突)	인후통, 성대의 각종 병, 갑상선이 부었을 때, 천식, 목의 임파선염, 바세도우씨병(갑상선 기능 항진), 기관지염	흉쇄유돌근(목에 힘을 주면 불끈 솟는 근육)의 앞쪽 가장자리, 인영과 기사혈을 이은 선의 중간점
⑪ **기사** (氣舍)	인후염, 천식, 바세도우씨병(갑상선 기능 항진)	인영혈의 똑바로 밑으로 쇄골(빗장뼈)의 바로 위
⑫ **결분** (缺盆)	천식, 애역(딸꾹질), 팔이 떨리는 상지 경련, 호흡곤란, 상지마비급동통	쇄골 가운데 위쪽 가장자리, 앞쪽 정중선에서 양쪽으로 4치(골도법), 젖꼭지 똑바로 위

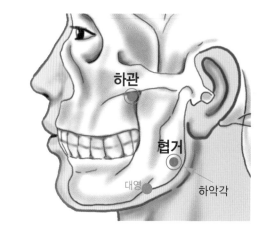

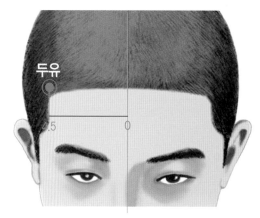

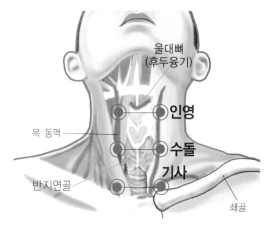

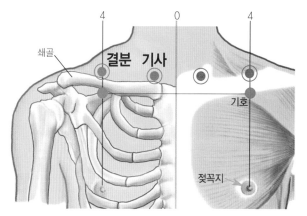

혈 명	적 응 증	위 치
⑬ 기호 (氣戶)	기관지염(해수), 천식, 딸꾹질(애역), 늑간신경통	쇄골의 가운데 아래쪽 가장자리, 젖꼭지 가운데서 똑바로 위, 임맥의 선기혈 양쪽으로 4치(골도법)
⑭ 고방 (庫房)	해수(기관지염), 늑간신경통, 호흡곤란, 가슴이 아픈 흉통, 천식	젖꼭지 가운데의 똑바로 위, 제1늑간의 가운데, 임맥의 화개혈 양쪽 4치(골도법)
⑮ 옥예 (屋翳)	기관지염, 천식, 늑간신경통, 가슴 근육이 아픈 흉근통, 늑막염, 유선염	젖꼭지 가운데의 똑바로 위, 제2늑간의 가운데, 임맥의 자궁혈 양쪽 4치(골도법)
⑯ 응창 (膺窓)	기관지염(해수), 천식, 늑간신경통, 유선염, 늑막염	젖꼭지 가운데의 똑바로 위, 제3늑간의 가운데, 임맥의 옥당혈 양쪽 4치(골도법)
⑰ 유중 (乳中)	주치증은 없음	유두(젖꼭지)의 한가운데, 제4늑간 위, 임맥의 단중혈 양쪽 4치(골도법)
⑱ 유근 (乳根)	유즙의 분비가 잘 안 될 때, 유선염, 해수(기관지염), 늑간신경통, 늑막염, 협심증, 심근경색	유중혈의 밑으로 제5늑간 위, 임맥의 중정혈 양쪽 4치(골도법)
⑲ 불용 (不容)	위통, 구토, 위가 늘어나는 위확장 등의 모든 위병, 식욕부진, 늑간신경통	배꼽 중심에서 똑바로 위 6치에 있는 임맥의 거궐혈 양쪽 2치(골도법)
⑳ 승만 (承滿)	위통, 급성위염, 배에서 소리가 나는 복명, 배가 더부룩한 목창, 소화불량, 위궤양	배꼽 중심에서 똑바로 위 5치에 있는 임맥의 상완혈 양쪽 2치(골도법)

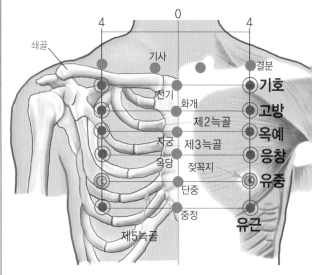

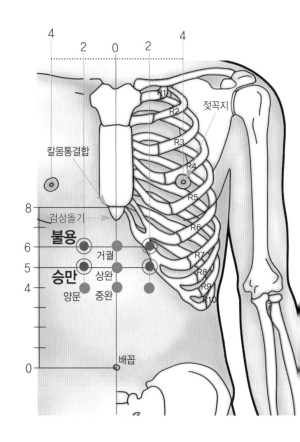

혈 명	적 응 증	위 치
㉑ **양문** (梁門)	위통, 위궤양, 급성위염 등 모든 위병, 간병, 담석증, 십이지장염 및 궤양	배꼽 중심에서 똑바로 위 4치에 있는 임맥의 중완혈 양쪽 2치(골도법)
㉒ **관문** (關門)	급만성위염, 식욕부진, 설사, 배에서 소리가 나는 장명, 몸이 붓는 부종	배꼽 중심에서 똑바로 위 3치에 있는 임맥의 건리혈 양쪽 2치(골도법)
㉓ **태을** (太乙)	위통, 다리가 붓고 아픈 각기, 모든 정신병	배꼽 중심에서 똑바로 위 2치에 있는 임맥의 하완혈 양쪽 2치(골도법)
㉔ **활육문** (滑肉門)	급만성위장염, 위병, 정신병, 영양실조의 특효혈	배꼽 중심에서 똑바로 위 1치에 있는 임맥의 수분혈 양쪽 2치(골도법)
㉕ **천추** (天樞) 대장경 (大腸經) 모혈(募穴)	급만성위염, 급만성장염, 세균성 이질, 장 마비, 복막염, 변비, 요통, 월경불순, 자궁내막염	배꼽 중심에서 양쪽 2치(골도법) 횡행결장 위
㉖ **외릉** (外陵)	복통, 생식기통, 월경통, 소화흡수불량	배꼽 중심에서 똑바로 밑 1치(골도법)에 있는 임맥의 음교혈 양쪽 2치(골도법)
㉗ **대거** (大巨)	하복통, 창자가 좁아지는 장협착, 창자가 막히는 장폐색, 오줌을 누지 못하는 요폐, 방광염, 정액이 저절로 나오는 유정, 모든 부인과 병	배꼽 중심에서 똑바로 밑 2치(골도법)에 있는 임맥의 석문혈 양쪽 2치(골도법)

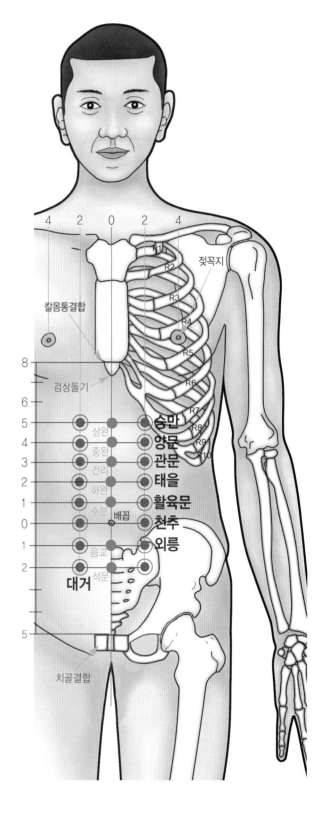

혈 명	적 응 증	위 치
㉘ **수도** (水道)	신장염, 방광염, 오줌을 누지 못하는 요폐, 배에 물이 차는 복수, 고환염, 자궁내막염, 월경불순, 생식기병	배꼽 중심에서 똑바로 밑 3치(골도법) 에 있는 임맥의 관원혈 양쪽 2치(골도법)
㉙ **귀래** (歸來)	월경불순, 자궁내막염, 고환염, 대하, 불임, 월경통, 월경폐지, 남녀 생식기 질환	배꼽 중심에서 똑바로 밑 4치(골도법) 에 있는 임맥의 중극혈 양쪽 2치(골도법)
㉚ **기충** (氣衝)	복막염, 복수, 하복통, 남녀생식기 질환, 서경신경통(사타구니), 월경부조	치골이 마주치는 한가운데의 위쪽 가장자리에 있는 임맥의 곡골혈 양쪽 2치(골도법)
㉛ **비관** (髀關)	하지마비, 중풍하지불수, 사타구니 임파선염(가래톳), 요통, 대퇴신경통	치골결합 아래쪽 모서리와 수평이고 바깥쪽 슬개골 모서리에서 상전장골극을 잇는 직선과 교차되는 오목한 곳
㉜ **복토** (伏兎)	하지마비, 슬관절염, 다리가 붓고 아픈 각기	슬개골 바깥쪽 위의 가장자리 똑바로 위 6치(골도법)
㉝ **음시** (陰市)	무릎이 아픈 슬관절염, 하지마비, 다리가 붓고 아픈 각기, 하지굴신부자유, 하지냉증	슬개골 바깥쪽 위의 가장자리 똑바로 위 3치(골도법)
㉞ **양구** (梁丘) 극혈(隙穴)	위염, 위통, 설사, 유선염, 무릎이 아픈 슬관절염, 슬관절주위통 설사에 특효혈	슬개골 바깥쪽 위의 가장자리 똑바로 위 2치(골도법)
㉟ **독비** (犢鼻)	각기, 하지마비, 슬관절통, 슬관절염	무릎을 구부렸을 때 슬개골 밑 슬개골 힘줄의 바깥으로 움푹 들어간 곳

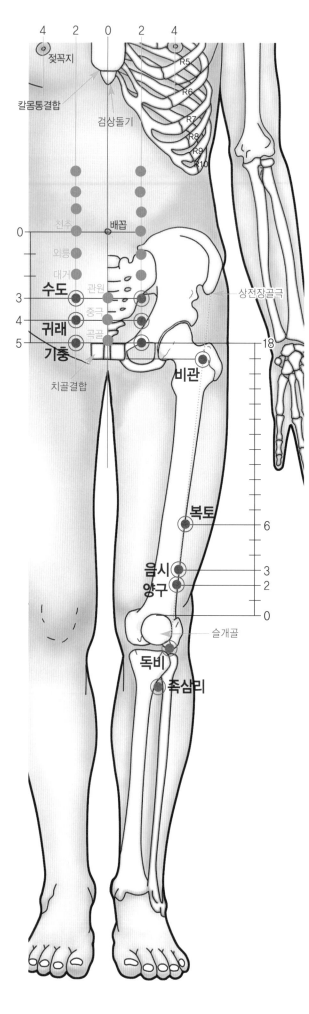

혈 명	적 응 증	위 치
㊱ **족삼리** (足三里) 합토혈 (合土穴) 위경(危境) 하합혈 (下合穴)	모든 위 질환, 고혈압, 허약체질, 쇼코, 빈혈, 신경쇠약, 팔다리가 붓는 사지부종, 모든 알레르기성 질환, 반신불수에 평생 뜸을 뜸	독비혈 똑바로 밑 3치(골도법) ※만능 무병장수혈
㊲ **상거허** (上巨虛) 대장경 (大腸經) 하합혈 (下合穴)	모든 대장 질환, 설사, 충수염(맹장염), 각기, 하지마비, 두드러기(담마진)	족삼리혈 똑바로 밑 3치(골도법)
㊳ **조구** (條口)	슬관절염, 하지마비, 위염, 다리가 붓고 아픈 각기, 어깨관절 주위의 통증, 장염, 고혈압	상거허혈의 똑바로 밑 2치, 족삼리혈 바로 밑 5치(골도법)
㊴ **하거허** (下巨虛) 소장경 (少腸經) 하합혈 (下合穴)	급만성장염, 급만성간염, 하지마비, 다리가 붓고 아픈 각기, 소아마비, 아랫배가 아픈 하복통	상거허혈의 똑바로 밑 3치, 족삼리혈 바로 밑 6치(골도법)
㊵ **풍륭** (豊隆) 낙혈(絡穴)	기관지염, 천식, 가래가 많은 담다, 두통, 어지러움(현훈), 다리가 붓는 각기, 사지부종	바깥쪽 복사뼈 끝의 위쪽 8시(골도법), 조구 뒤로 1치(동신촌법)
㊶ **해계** (解谿) 경화혈 (經火穴)	두통, 위염, 장염, 발목관절통 및 염좌(삐는 것)	발목 앞쪽의 가로무늬 중앙점, 두 개의 힘줄 사이에 있음
㊷ **충양** (衝陽) 원혈(原穴)	두통, 안면신경마비, 발등이 아픈 족배통, 소화불량	발등의 제일 높은 곳, 맥박이 뛰고 있는 곳, 해계혈 똑바로 밑 1.5치(동신촌법)

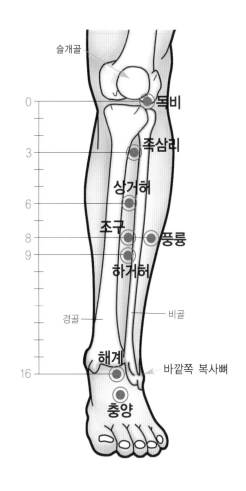

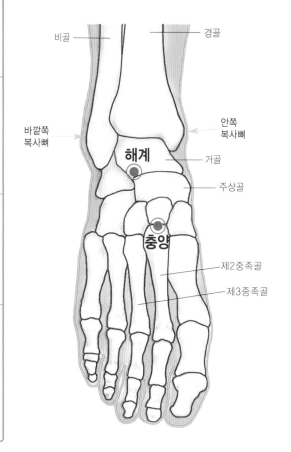

혈 명	적 응 증	위 치
㊸ **함곡** (陷谷) 유목혈 (俞木穴)	얼굴이 붓는 안면부종, 결막염, 몸이 붓는 부종, 배가 꼬르륵거리고 아플 때, 히스테리, 복통, 발등이 아픈 족배통	제2 · 3중족골(발바닥 뼈) 사이의 움푹 들어가는 곳, 내정 똑바로 위로 1.5치 (동신촌법)
㊹ **내정** (内庭) 형수혈 (滎水穴)	치통, 안면신경마비, 삼차신경통, 위통 편도선염, 다리가 붓는 각기, 두드러기, 발등의 통증	둘째와 셋째발가락 접합 부위(합치는 곳의 무늬 위쪽 끝)
㊺ **여태** (厲兌) 정금혈 (井金穴)	뇌빈혈, 뇌충혈, 신경쇠약, 소화불량, 히스테리, 앞골이 아픈 전두통, 혼미, 인사불성, 다몽(多夢)	둘째발가락 뒤 발톱의 바깥쪽 모퉁이에서 1푼(약 0.2cm) 떨어진 곳

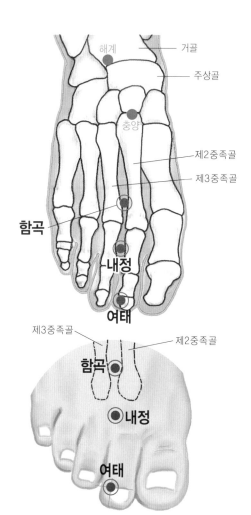

4. 족태음비경

1) 족태음비경의 개요

- 정경순위(正經順位) : 4번
- 음양오행 및 육경분류(六經分類) : 음경(陰經), 토경(土經), 족태음경(足太陰經)
- 소속 경혈수 : 21혈 · 좌우 42혈
- 시작 혈 : 은백(隱白), 끝 혈 : 대포(大包)
- 기와 혈의 양 : 다기(多氣), 소혈(少血)
- 유주(流注) 시간 : 9~11시
- 속락(續落) 관계 및 연계 장부(臟腑) :【속 … 비장, 낙 … 위】심(心), 폐(肺)의 장부(臟腑)와도 연관된다.
- 주치범위(主治範圍) 및 작용부위: 비(脾), 췌(膵) 질환이다. 그러나 표리관계(表裏關係)인 위(胃)에 관련된 위의 모든 질환은 물론 제복부(臍腹部) 질환 · 위(胃) · 장(腸) 질환 · 비뇨 · 생식기 질환 및 혈액과 관계되는 질환에도 특효이다.
- 장부 색채표

육부(六腑) … 위(胃)		오신(五神) … 의(意)	
오계(五季) … 장하(長夏)		오성(五聲) … 가(歌)	
오취(五臭) … 향(香)		오곡(五穀) … 속(粟)	
오정(五情) … 사(思)		오미(五味) … 감(甘)	
오지(五支) … 유(乳)		오근(五根) … 구(口)	
오성(五性) … 신(信)		오액(五液) … 연(涎)	
오축(五畜) … 우(牛)		오변(五變) … 얼(噦)	
오색(五色) … 황(黃)		오방(五方) … 중앙(中央)	
오악(五惡) … 습(濕)		오과(五果) … 조(棗)	
오체(五體) … 기육(肌肉)		발전과정 … 화(火)	

2) 비 질환의 증후(證候)

비(脾)와 위(胃)는 표리관계를 이루고 있으므로 병의 증후도 늘 합병해서 나타난다. 비위의 기능 저하로 소화흡수가 안 되면 배가 부르고 설사를 하며 식욕이 떨어지고 나아가 영양분이 전신에 공급되지 않아 피로하고 수척해지며, 얼굴과 피부는 광택이 없고 거칠어지며 정신이 쇠약해지는 등의 기혈이 부족한 증상이 나타나게 된다. 그리고 또한 기혈이 허약해지면 혈(血)을 통솔할 수 없어 여러 가지 형태의 출혈의 질환이 야기된다. 예를 들어 피하출혈, 만성혈변, 요혈, 월경과다. 자궁출혈 등으로 표현되는데 흔히 신체 하부의 출혈이 많이 나타난다. 만일 비의 기능저하가 심해지면 내장의 하수가 나타나는데 위하수 · 신하수 · 자궁탈수 등을 볼 수 있으며, 오랜 설사로 인한 탈항이 나타날 때

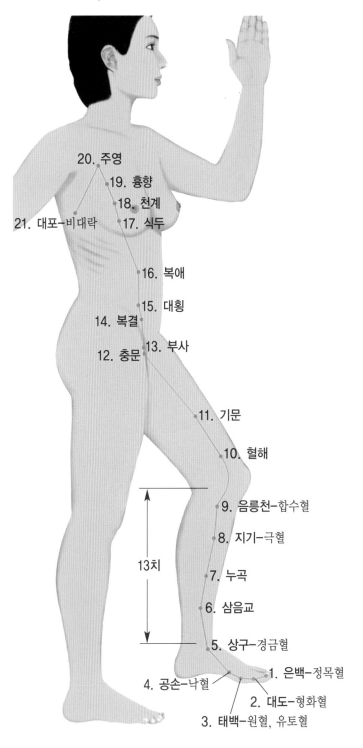

20. 주영
19. 흉향
18. 천계
21. 대포-비대락   17. 식두
16. 복애
15. 대횡
14. 복결   13. 부사
12. 충문
11. 기문
10. 혈해
9. 음릉천-합수혈
8. 지기-극혈
13치
7. 누곡
6. 삼음교
5. 상구-경금혈
4. 공손-낙혈   1. 은백-정목혈
2. 대도-형화혈
3. 태백-원혈, 유토혈

도 있다.

비의 수액대사의 조절기능이 파괴되면 몸 속의 수액이 정체되어 수습, 담음 등이 생겨 몸이 무거우며 설사나 심하면 부종이 나타난다.

비기가 건강하지 못하면 입에서 냄새가 나고 잇몸에서 피가 나며 음식의 맛이 없고 입맛은 달고

쓰게 느껴지는 등의 이상이 나타나고 식욕도 없어진다.

비(脾) 병의 주요 원인 중의 하나는 지나친 생각과 과로이다.

3) 족태음비경의 경혈

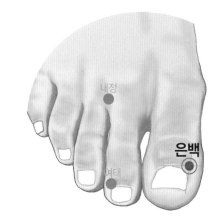

혈 명	적 응 증	위 치
① **은백** (隱白) 정목혈 (井木穴)	월경과다, 정신병, 어린이 야경(밤에 경기하는 것), 혈뇨, 코피, 다몽, 급성위염, 맥립종, 하지궐랭	엄지발가락 발톱 뒤의 안쪽 모퉁이에서 1푼(약 0.2cm) 떨어진 곳
② **대도** (大都) 형화혈 (滎火穴)	열이 나는 병, 사지가 붓는 부종, 설사, 위통, 중풍이 시작되는 뇌졸중전구증, 변비 등의 소화불량	엄지발가락이 시작되는 곳의 안쪽, 발등과 발바닥의 경계선 위
③ **태백** (太白) 원혈(原穴) 유토혈 (俞土穴)	위통, 배가 더부룩한 복창, 몸이 붓는 부종, 급성위장염, 변비, 권태감, 불면증	첫번째 발가락뼈의 앞쪽 머리 부분의 뒤, 발등과 발바닥의 경계선 위
④ **공손** (公孫)	위통, 급만성장염, 구토, 월경불순, 식욕부진, 소화불량, 두통, 고혈압, 전신권태, 설사	엄지발가락 중족골의 뒤쪽 우묵한 곳에 있다.(그림 참조)
⑤ **상구** (商丘)	위염, 장염, 소화불량, 다리가 붓고 아픈 각기, 몸이 붓는 부종, 변비, 설사, 황달, 치질, 발목이 아프거나 혹은 삐었을 때	안쪽 복사뼈 앞쪽 밑의 움푹 들어간 곳
⑥ **삼음교** (三陰交) (간, 비, 신)	모든 비뇨생식기 질환, 설사, 반신불수, 신경성 피부염, 습진, 담마진(두드러기), 인공유산, 난산, 월경불순, 자궁내막염	안쪽 복사뼈 끝에서 위로 3치(골도법), 정강이뼈 뒤쪽

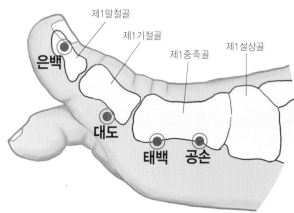

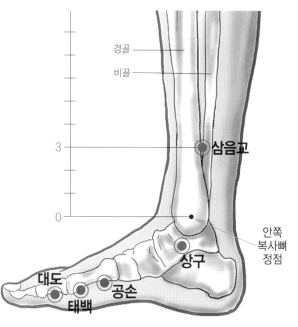

혈 명	적 응 증	위 치
⑦ **누곡** (漏谷)	복명(腹鳴), 요도감염증 (오줌소태), 하지마비, 각기, 하지냉증, 배가 더 부룩한 복창	안쪽 복사뼈 끝에서 6치, 삼음교 위로 6 치(골도법), 정강이 뼈 뒤쪽 가장자리
⑧ **지기** (地機) 극혈(隙穴)	월경불순, 자궁출혈, 월 경통, 몸이 붓는 부종, 정액이 저절로 흐르는 유정, 소변불리, 위통, 슬관절통	음릉천혈 바로 밑 3 치, 안쪽 복사뼈 끝 위로 10치(골도법), 정강이뼈 위쪽 가장 자리
⑨ **음릉천** (陰陵泉) 합수혈 (合水穴)	복수, 복창, 소변불통, 오줌을 싸는 유뇨, 요로 감염, 월경불순, 인공유 산, 몸이 붓는 수종, 슬 통, 각기, 장염, 이질, 발 기불능, 유정	무릎을 구부린 자세, 정강이뼈 안쪽머리 의 바로 밑, 쑥 들어 가는 곳
⑩ **혈해** (血海)	월경불순, 자궁출혈, 담 마진(두드러기), 피부 가 려움증, 신경성피부염, 빈혈, 월경폐지, 슬관절 통, 모든 혈액 질환, 월 경과다	무릎을 구부린 자세, 슬개골 위의 안쪽 가 장자리에서 위로 2 치(골도법), 맥박이 뛰는 곳
⑪ **기문** (箕門)	요도염(오줌소태), 요실 금, 좌골신경통(디스크), 대퇴신경통, 복수, 서혜 부 임파선염(가래톳)	혈해혈 바로 위 6치 (골도법), 혈해혈과 충문혈을 이은 선 위
⑫ **충문** (衝門)	생식기통, 오줌을 못 누 는 요폐, 자궁내막염, 고 환염(불알의 염증)	위쪽 치골결합 가장 자리, 임맥의 곡골혈 양쪽 4치(골도법)
⑬ **부사** (府舍)	생식기통, 서혜부 임파 선염(가래톳), 하복부통, 변비, 충수염(맹장염), 뱃속의 덩어리(비괴)	충문혈 위 0.7치(골 도법), 정중선 양쪽 4치

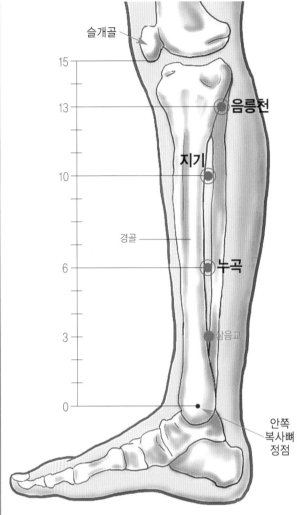

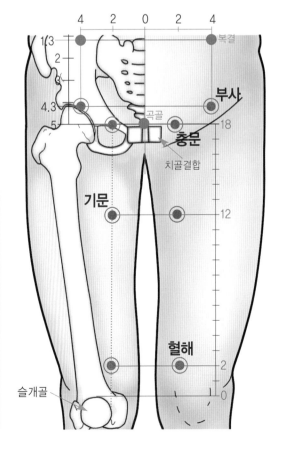

혈 명	적 응 증	위 치
⑭ **복결** (腹結)	배꼽주위통, 생식기통, 복통 냉설사, 복수, 복막염, 변비, 충수염(맹장염), 복근마비급경련	부사혈 바로 위 3치, 대횡혈 바로 밑 1.3치(골도법)
⑮ **대횡** (大橫)	설사, 변비, 장마비, 아랫배가 차갑고 아플 때, 옆구리 배의 통증, 배에 가스가 차는 복창	배꼽의 양쪽 4치(골도법), 대장의 횡행결장 위
⑯ **복애** (腹哀)	배꼽 주위의 통증, 소화불량, 이질, 변비, 담낭염, 하위 늑간신경통	대횡혈의 위쪽 3치, 임맥인 건리혈의 양쪽 4치(골도법)
⑰ **식두** (食竇)	늑간신경통, 복수, 위염, 늑막염, 유선염, 유즙분비 부족, 비장이 붓는 비장종대	임맥의 중정혈 양쪽 6치(골도법), 제5늑간 위
⑱ **천계** (天谿)	유선염, 폐렴, 늑막염, 가슴 근육이 아픈 흉근통	임맥의 단중혈 양쪽 6치, 유중혈 바깥쪽으로 2치(골도법), 제4늑간 위
⑲ **흉향** (胸鄕)	늑막염, 늑간신경통, 흉근통, 음식을 삼키기 어려운 연하곤란	임맥의 옥당혈 양쪽 6치(골도법), 제3늑간 위
⑳ **주영** (周榮)	늑간신경통, 늑막염, 기관지염(해수), 천식, 가슴 근육이 아픈 흉근통	임맥의 자궁혈 양쪽 6치(골도법), 제2늑간 위
㉑ **대포** (大包) 비대락 (脾大絡)	늑간신경통, 늑막염, 온몸이 아픈 전신 동통, 기관지확장증, 가슴과 옆구리가 땅기고 아플 때, 기관지염(기침병), 천식	겨드랑이 한가운데서 똑바로 밑 6치(골도법), 제7늑간에 해당, 누르면 몹시 아픔

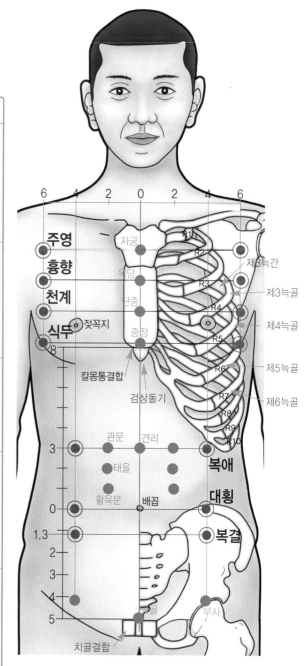

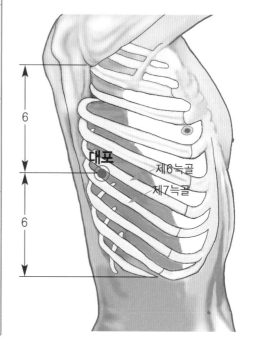

5. 수소음심경

1) 수소음심경의 개요

- 정경순위(正經順位) : 5번
- 음양오행 및 육경분류(六經分類) : 음경(陰經), 군화경(君火經), 수소음경(手少陰經)
- 소속 경혈수 : 9혈 · 좌우 18혈
- 시작 혈 : 극천(極泉), 끝 혈 : 소충(少衝)
- 기와 혈의 양 : 다기(多氣), 소혈(少血)
- 유주(流注) 시간 : 11~13시
- 속락(續落) 관계 및 연계 장부(臟腑) :【속 … 심, 낙 … 소장】폐(肺), 신(腎)과도 연관된다.
- 주치범위(主治範圍) 및 작용부위: 심(心) 질환이다. 그러나 표리관계(表裏關係)인 소장(小腸) 질환은 물론 흉부(胸部) · 설(舌) · 혼궐(昏厥) · 상지(上肢) · 정신(精神) 방면 질환 등에도 작용한다.
- 장부 색채표

육부(六腑) … 소장(小腸)		오신(五神) … 신(神)	
오계(五季) … 하(夏)		오성(五聲) … 소(笑)	
오취(五臭) … 초(焦)		오곡(五穀) … 서(黍)	
오정(五情) … 희경(喜驚)		오미(五味) … 고(苦)	
오지(五支) … 모(毛)		오근(五根) … 설(舌)	
오성(五性) … 예(禮)		오액(五液) … 한(汗)	
오축(五畜) … 양(羊)		오변(五變) … 우(憂)	
오색(五色) … 적(赤)		오방(五方) … 남(南)	
오악(五惡) … 열(熱)		오과(五果) … 행(杏)	
오체(五體) … 혈맥(血脈)		발전과정 … 장(長)	

2) 심 질환의 증후(證候)

심(心)은 오장육부의 총 지휘관이다. 심의 기능 이상으로 전신 혈액순환의 중추인 기능이 약해지면 안색이 창백하고 광택이 없으며 맥은 가늘고 약해지고 무력하게 되며 심지어 기혈의 어체가 나타나고 혈맥이 정체되므로 안색이 어두워지고 입술과 혀에 정자(靑紫)색이 나타나고, 가슴이 뛰거나 심장이 위치한 가슴 부위에 통증과 답답함이 나타

나게 된다.

심의 정신기능에 이상이 있을 때는 불면증과 꿈을 많이 꾸며 잠을 잘 때 땀을 많이 흘리기도 하고 마음이 진정되지 못하며 심지어 미친 사람처럼 헛소리를 하거나 혹은 반응이 무디고 정기가 없고 정신이 혼미해지거나 인사불성이 되는 등의 정신, 의식과 사유활동의 이상상태가 될 뿐만 아니라, 기타 장부의 기능활동에도 지장을 주며 나아가서는 생명까지 위급하게 될 수 있다.

심에 생리변화가 생겨 혀에 반응이 나타나면 혀가 붉은빛을 띠거나 붓고 혀가 굳거나 말려지게 되어 말을 제대로 할 수 없는 증상도 나타난다.

3) 수소음심경의 경혈

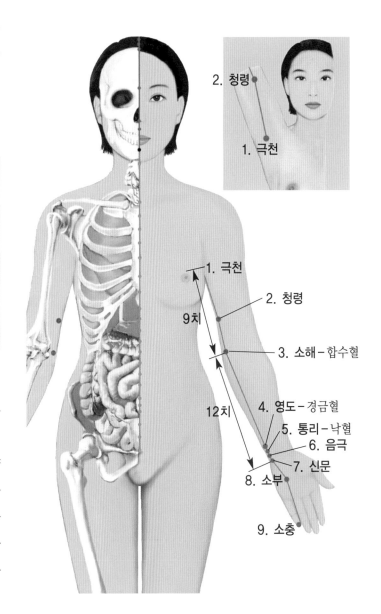

2. 청령
1. 극천

1. 극천
2. 청령
9치
3. 소해 - 합수혈
12치
4. 영도 - 경금혈
5. 통리 - 낙혈
6. 음극
7. 신문
8. 소부
9. 소충

혈 명	적 응 증	위 치
① **극천** (極泉)	견관절염, 견관절주위염, 액취증(겨드랑이에서 냄새가 남), 팔을 들지 못할 때, 옆구리가 아픈 협늑통, 심통	팔을 들고 겨드랑이를 쫙 벌렸을 때 겨드랑이 한가운데
② **청령** (青靈)	옆구리가 아픈 협늑통, 어깨와 팔의 통증(견비통), 팔꿈치가 아픈 주관절통, 팔 안쪽이 아픈 척골신경통, 눈알이 노랗게 되는 목통	소해혈에서 극천혈을 향해서 3치 (골도법)
③ **소해** (少海) 합수혈 (合水穴)	신경쇠약, 정신분열증, 건망증, 축농증, 목이 뻣뻣한 항강, 심계항진, 눈의 충혈, 팔꿈치 관절통, 수전증	팔꿈치 안쪽 주름살 끝 안쪽 복사뼈 사이에 있는 우묵한 곳
④ **영도** (靈道) 경금혈 (經金穴)	심장부통, 정신병, 히스테리, 팔 안쪽이 아픈 척골신경통, 부정맥, 가슴이 뛰는 심계항진, 언어장애, 목이 아픈 인후통, 눈이 빨간 목충혈	손목 가로무늬 안쪽 끝에 있는 신문혈에서 위로 1.5치(골도법)
⑤ **통리** (通里) 낙혈(絡穴)	심계항진, 심장부통, 신경쇠약, 심장박동이 느릴 때, 정신분열증, 해수 천식, 혀가 뻣뻣한 설강, 울화병으로 말을 못할 때, 월경과다	손바닥 쪽 손목 안쪽 무늬 끝의 신문혈에서 위로 1치(골도법)
⑥ **음극** (陰郄) 극혈(郄穴)	신경쇠약, 잘 때 땀이 나는 도한, 심계항진, 척골신경통, 어지러움(현훈), 모든 급성심장병	손바닥 쪽 손목 안쪽 무늬 끝의 신문혈에서 위로 0.5치(골도법)
⑦ **신문** (神門) 원혈(原穴) 유토혈 (俞土穴)	건망증, 불면증, 다몽(多夢), 모든 심장병, 히스테리, 정신병, 치매, 말을 못하는 실음, 울화병	손바닥 쪽 손목 안쪽 가로무늬 끝

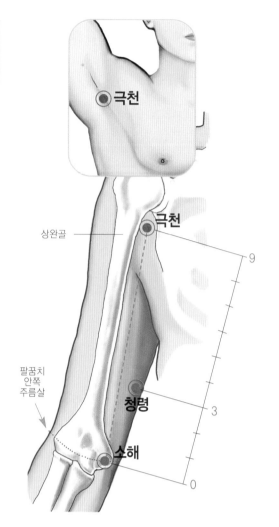

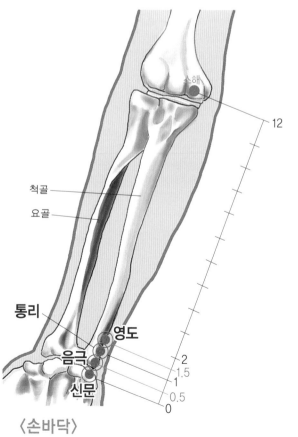

〈손바닥〉

혈 명	적 응 증	위 치
⑧ **소부** (少府) 형화혈 (滎火穴)	류머티즘성 심장병, 심계항진, 부정맥, 협심증, 소변불리, 오줌을 싸는 유뇨, 울화병, 히스테리, 월경과다	가볍게 주먹을 쥐었을 때 손바닥에 새끼손가락이 닿는 곳
⑨ **소충** (少衝) 정목혈 (井木穴)	고열, 중풍, 실신하는 혼미, 소아경기, 가슴이 뛰는 심계항진, 신경불안증, 모든 구급병, 가슴이 몹시 아플 때, 손바닥에서 열이 날 때, 히스테리, 눈의 충혈	새끼손가락 손톱의 뒤에 있는 안쪽 모퉁이에서 1푼(약 0.2cm)

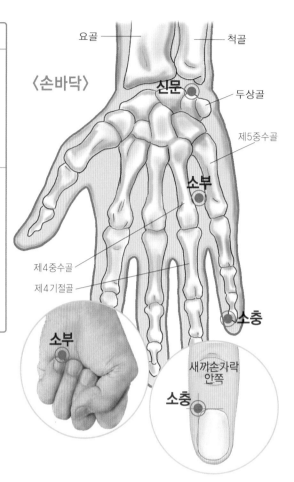

〈손바닥〉

요골
척골
신문
두상골
제5중수골
소부
제4중수골
제4기절골
소충
소부
새끼손가락 안쪽
소충

6. 수태양소장경

1) 수태양소장경의 개요

- 정경순위(正經順位) : 6번
- 음양오행 및 육경분류(六經分類) : 양경(陽經), 군화경(君火經), 수태양경(手太陽經)
- 소속 경혈수 : 19혈 · 좌우 38혈
- 시작 혈 : 소택(少澤), 끝 혈 : 청궁(聽宮)
- 기와 혈의 양 : 소기(少氣), 다혈(多血)
- 유주(流注) 시간 : 13~15시
- 속락(續落) 관계 및 연계 장부(臟腑) :【속 … 소장, 낙 … 심】위(胃)와도 연관된다.
- 주치범위(主治範圍) 및 작용부위 : 소장(小腸) 질환이다. 그러나 표리관계(表裏關係)인 심장 질환은 물론 두항(頭項) · 안(眼) · 이부(耳部) · 인후(咽喉) · 상지(上肢) · 견갑구(肩胛區) · 류머티즘 질환 · 열성병(熱性病) 급 정신방면 질환에도 작용한다.
- 장부 색채표

육장(六臟) … 심(心)	오신(五神) … 신(神)
오계(五季) … 하(夏)	오성(五聲) … 소(笑)
오취(五臭) … 초(焦)	오곡(五穀) … 서(黍)
오정(五情) … 희경(喜驚)	오미(五味) … 고(苦)
오지(五支) … 모(毛)	오근(五根) … 설(舌)
오성(五性) … 예(禮)	오액(五液) … 한(汗)
오축(五畜) … 양(羊)	오변(五變) … 우(憂)
오색(五色) … 적(赤)	오방(五方) … 남(南)
오악(五惡) … 열(熱)	오과(五果) … 행(杏)
오체(五體) … 혈맥(血脈)	발전과정 … 장(長)

2) 소장 질환의 증후(證候)

소장의 중요한 기능은 위(胃)에서 받아들인 음식물을 소화시키고, 찌꺼기를 대장(大腸)으로 수송하는 데 있다. 때문에 소장에 병변이 있으면 소화기능과 대소변에 영향을 끼치게 된다. 예를 들어 소화흡수의 장애로 배가 붓고 아프며 설사가 나타나고, 소변의 양과 색깔의 변화 등이 나타난다. 또

소장과 심(心)은 표리관계에 있으므로 소장경에 나타나는 증후는 심과 일정한 관계를 가지고 있다.

3) 수태양소장경의 경혈

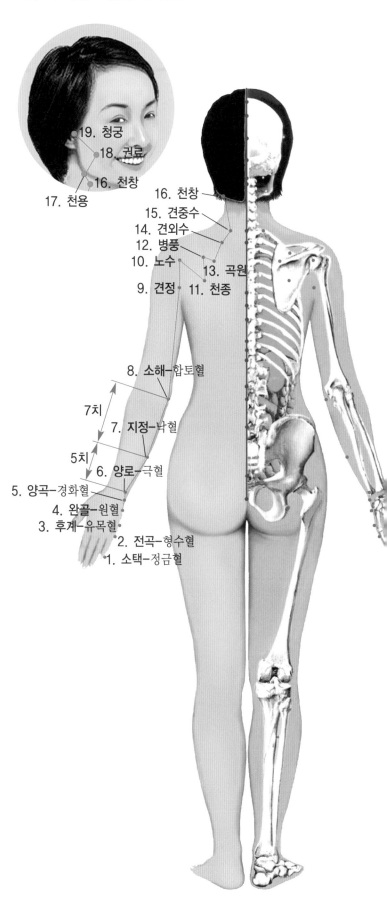

19. 청궁
18. 권료
16. 천창
17. 천용
16. 천창
15. 견중수
14. 견외수
12. 병풍
10. 노수
13. 곡원
9. 견정
11. 천종

8. 소해-합토혈
7치
7. 지정-낙혈
5치
6. 양로-극혈
5. 양곡-경화혈
4. 완골-원혈
3. 후계-유목혈
2. 전곡-형수혈
1. 소택-정금혈

혈 명	적 응 증	위 치
① **소택** (少澤) 정금혈 (井金穴)	두통, 유선염, 유즙부족, 소아경기, 감기고열, 기절, 졸도, 인후병, 모든 눈 질환, 모든 심장 질환	새끼손가락 손톱 뒤의 바깥쪽 모퉁이에서 1푼(약 0.2cm)
② **전곡** (前谷) 형수혈 (滎水穴)	이명(耳鳴), 간간이 나는 고열, 볼거리(이하선염), 유선염, 목이 아픈 인후통, 검은 눈동자를 흰 것이 덮는 목예, 수지마목	손을 가볍게 쥐었을 때 새끼손가락이 시작되는 곳에 생기는 가로무늬의 끝
③ **후계** (後谿) 유목혈 (俞木穴)	학질(말라리아), 간질, 정신분열증, 히스테리, 늑간신경통, 목이 아픈 낙침, 잘 때 땀이 나는 도한, 듣지도 말도 못하는 농아, 요통, 이명, 상지마비, 감기고열, 목적통	주먹을 가볍게 쥐었을 때 새끼손가락의 관절 약간 뒤쪽에 생기는 무늬의 끝
④ **완골** (腕骨) 원혈(原穴)	이명, 손가락이 떨릴 때, 두통, 구토, 목이 아픈 인후통, 황달, 늑간신경통, 손목의 관절통	주먹을 가볍게 쥐었을 때 손등 바깥쪽 새끼손가락의 뼈가 시작되는 곳의 뒤쪽에 생기는 움푹 들어가는 곳, 손등과 손바닥의 경계선 위
⑤ **양곡** (陽谷) 경화혈 (經火穴)	손목의 관절통, 열이 나는 모든 병, 치통, 두통	손등에 생기는 뒤쪽 가로무늬의 바깥쪽 끝, 척골이 툭 불거진 곳의 바로 밑
⑥ **양로** (養老) 극혈(隙穴)	손목 관절통, 어깨와 등이 아픈 견배통, 시력저하, 모든 눈병	팔꿈치를 구부려 손바닥을 반대편 젖가슴에 대었을 때 손목의 척골 툭 불거진 뒤의 약간 안쪽으로 나타나는 누르면 쑥 들어가는 곳

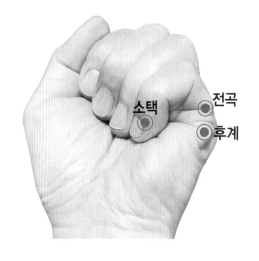

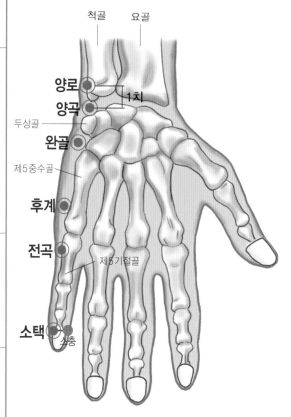

혈 명	적 응 증	위 치
⑦ **지정** (支正) 낙혈(絡穴)	목이 뻣뻣하고 아픈 항부강직, 팔과 팔꿈치가 아픈 주비통, 정신병, 상지신경통급마비, 수전증	양곡혈과 팔꿈치 뒤의 소해혈을 이은 선의 위, 양곡혈 위로 5치 (골도법)
⑧ **소해** (小海) 합토혈 (合土穴)	척골신경통 및 마비, 정신병, 계속 몸을 흔드는 무도병, 어깨와 등이 아픈 견배통	팔꿈치를 구부렸을 때 팔꿈치 약간 안쪽에 있는 움푹 들어가는 곳(이 곳을 척골 신경구라 함)
⑨ **견정** (肩貞)	견관절통, 상지마비, 견갑통, 이명, 잘 듣지 못하는 이롱, 치통, 팔이 아파서 들지 못할 때, 고혈압	팔을 늘어뜨려 겨드랑이를 딱 붙였을 때 뒤쪽에 생기는 무늬 끝에서 위로 1치 되는 곳(동신촌법)
⑩ **노수** (臑兪)	팔을 바깥으로 쳐들기 힘들 때, 견관절통, 상지마비, 중풍상지불수, 고혈압	견정혈에서 약간 바깥 위쪽으로 견갑골의 툭 튀어나온 곳의 밑쪽 가장자리
⑪ **천종** (天宗)	견비통, 견갑골통, 흉통, 유즙분비 부족, 유선염, 늑막염, 늑간신경통	견갑골의 가운데, 손가락으로 누르면 몹시 아픈 곳
⑫ **병풍** (秉風)	어깨와 등이 아픈 견배통, 오십견, 팔을 들지 못하는 상지불능거, 견관절통, 목이 뻣뻣하고 아픈 경항강통	거골혈(대장경)과 곡원혈을 이은 선의 중간점
⑬ **곡원** (曲垣)	견관절통, 견배통, 오십견, 어깻죽지가 아픈 견갑통	견갑골 위쪽의 가장자리, 담경의 견정혈 똑바로 밑, 또 삼초경의 천료혈 밑으로 1치 되는 곳(동신촌법)

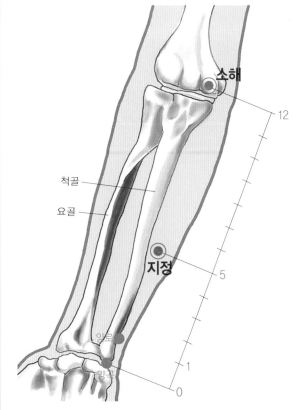

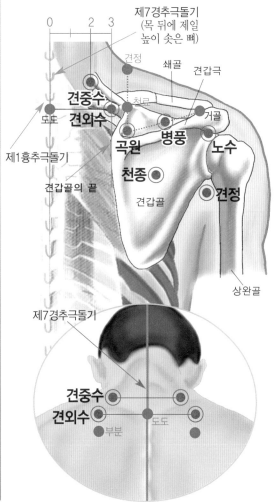

혈 명	적 응 증	위 치
⑭ **견외수** (肩外兪)	머리가 무지한 두중, 상지신경통, 폐 질환, 견배통, 오십견, 목이 아픈 경항통	첫번째 등뼈의 툭 불거진 곳의 밑에 있는 독맥의 도도혈 양쪽 3치(골도법)
⑮ **견중수** (肩中兪)	기관지염, 천식, 기관지확장증, 뒷목이 아픈 낙침, 견배통, 상지신경통, 눈 질환	독맥의 대추혈 양쪽 2치(골도법)
⑯ **천창** (天窓)	인후통, 갑상선이 부었을 때, 이명, 귀가 안 들리는 이롱, 아랫니 통증(하치통), 편두통, 목이 아픈 경항강통	목의 한가운데에 있는 뼈인 후두융기 양쪽 3.5치, 대장경의 부돌혈 바깥쪽 0.5치(동신촌법)
⑰ **천용** (天容)	편도선염, 목이 아픈 인후염, 경항통, 편두통, 아랫니 통증(하치통), 중이염, 이명, 귀가 잘 들리지 않는 이롱(耳聾)	아래턱뼈 모난 곳(하악각)의 뒤쪽 가장자리
⑱ **권료** (顴髎)	얼굴 근육이 아픈 삼차신경통, 안면신경마비 및 경련, 치통, 비염(코감기), 축농증	얼굴의 광대뼈 밑의 가장자리, 눈 바깥쪽 끝 아래와 대장경의 영향혈 양쪽 옆
⑲ **청궁** (聽宮)	귀에서 소리가 나는 이명, 귀가 안 들리는 이롱, 듣지도 말도 못하는 농아, 중이염, 안면신경마비(와사증), 안면신경경련, 얼굴 근육이 아픈 삼차신경통, 턱관절염	입을 벌렸을 때 이주(耳柱), 즉 귀젖 한가운데 앞쪽에 생기는 움푹 들어간 곳

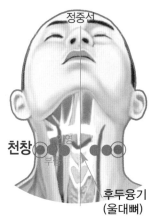

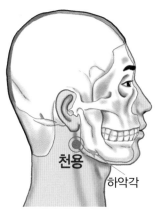

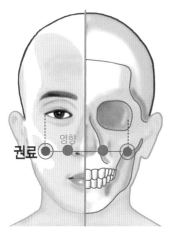

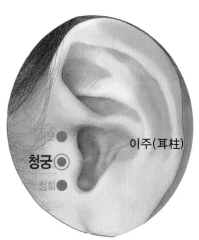

7. 족태양방광경

1) 족태양방광경의 개요

- 정경순위(正經順位) : 7번
- 음양오행 및 육경분류(六經分類) : 양경(陽經), 수경(水經), 족태양경(足太陽經)
- 소속 경혈수 : 67혈 · 좌우 134혈
- 시작 혈 : 정명(晴明), 끝 혈 : 지음(至陰)
- 기와 혈의 양 : 소기(少氣), 다혈(多血)
- 유주(流注) 시간 : 15~17시
- 속락(續落) 관계 및 연계 장부(臟腑) :【속 … 방광, 낙 … 신】뇌(腦), 심(心)과도 연관된다.
- 주치범위(主治範圍) 및 작용부위 : 방광 질환, 신(腎) 질환, 안(眼), 뇌(腦), 견배(肩背), 항문 질환, 하지마비, 급정신방면, 열성병.

- 장부 색채표

육장(六臟) … 신(腎)		오신(五神) … 정(精)	
오계(五季) … 동(冬)		오성(五聲) … 신(呻)	
오취(五臭) … 부(腐)		오곡(五穀) … 두(豆)	
오정(五情) … 공(恐)		오미(五味) … 함(鹹)	
오지(五支) … 발(髮)		오근(五根) … 이(耳)	
오성(五性) … 지(智)		오액(五液) … 타(唾)	
오축(五畜) … 저(猪)		오변(五變) … 율(慄)	
오색(五色) … 흑(黑)		오방(五方) … 북(北)	
오악(五惡) … 한(寒)		오과(五果) … 율(栗)	
오체(五體) … 골(骨)		발전과정 … 장(藏)	

2) 방광경의 증후(證候)

방광의 질환은 대부분 소변과 관련된 것이 많다. 신(腎)과는 표리관계이므로 신기(腎氣)의 변화도 또한 방광의 병을 일으키는 경우가 많다. 방광의 병리변화는 주로 소변이 잦고 아프며 소변을 참지 못하거나 소변의 양이 적거나 없기도 하고 요실금으로 나타나기도 한다.

3) 족태양방광경의 경혈

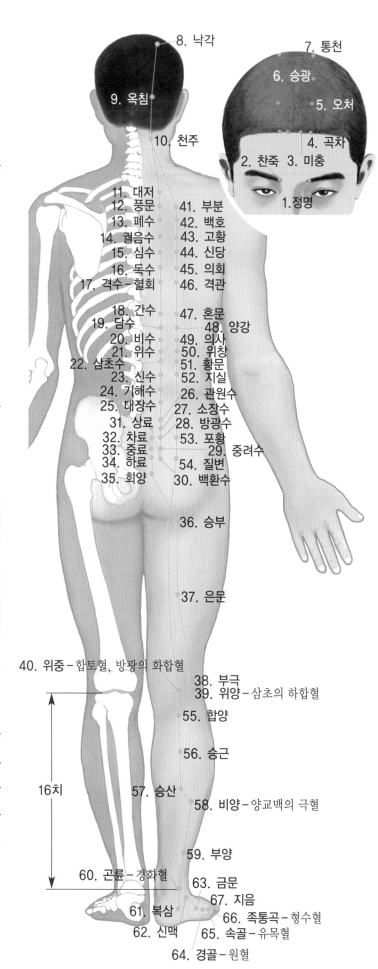

8. 낙각
7. 통천
6. 승광
9. 옥침
5. 오처
10. 천주
4. 곡차
2. 찬죽 3. 미충
1. 정명

11. 대저
12. 풍문
41. 부분
13. 폐수
42. 백호
14. 궐음수
43. 고황
15. 심수
44. 신당
16. 독수
45. 의회
17. 격수 – 혈회
46. 격관
18. 간수
47. 혼문
19. 담수
48. 양강
20. 비수
49. 의사
21. 위수
50. 위창
22. 삼초수
51. 황문
23. 신수
52. 지실
24. 기해수
26. 관원수
25. 대장수
27. 소장수
31. 상료
28. 방광수
32. 차료
53. 포황
33. 중료
29. 중려수
34. 하료
54. 질변
35. 회양
30. 백환수

36. 승부

37. 은문

40. 위중 – 합토혈, 방광의 화합혈
38. 부극
39. 위양 – 삼초의 하합혈
55. 합양
56. 승근
16치
57. 승산
58. 비양 – 양교맥의 극혈
59. 부양
60. 곤륜 – 경화혈
63. 금문
67. 지음
61. 복삼
66. 족통곡 – 형수혈
62. 신맥
65. 속골 – 유목혈
64. 경골 – 원혈

혈 명	적 응 증	위 치
① **정명** (睛明)	근시, 원시, 난시, 야맹증, 눈물이 흐르는 유루, 백내장 초기, 시신경염, 코병	눈 안쪽 각이 진 곳에서 약 0.2cm 정도 위쪽, 침관으로 지그시 누르면 쑥 들어가는 곳(눈을 감고 취혈)
② **찬죽** (攢竹)	두통, 근시, 눈곱이 끼는 급성결막염, 유루(流淚), 시력감퇴, 안검경련, 눈꺼풀이 처지는 안검하수	좌우 눈썹 안쪽 끝
③ **미충** (眉衝)	눈병, 두통, 어지러움(현훈), 코가 막히는 비색	눈썹 안쪽 끝의 찬죽혈에서 똑바로 위쪽 이마에 머리털이 난 경계선에서 위로 0.5치(골도법) 되는 곳. 독맥의 신정혈 양쪽
④ **곡차** (曲差)	두통, 코가 막히는 비색, 비출혈, 모든 눈병	독맥의 신정혈 양쪽 1.5치(골도법)
⑤ **오처** (五處)	두통, 어지러움(현훈), 코감기(비염), 간질	독맥의 상성혈 양쪽 1.5치(골도법)
⑥ **승광** (承光)	시력감퇴 코감기(비염), 어지러움(현훈), 두통	오처혈의 뒤쪽 1.5치(골도법)
⑦ **통천** (通天)	각종 뇌 질환, 코감기(비염), 두통, 시력감퇴, 현훈	독맥의 백회혈 앞쪽 1치에서 양쪽 1.5치(골도법)
⑧ **낙각** (絡却)	어지러움(현훈), 안면 신경마비, 비염(코감기), 갑상선종, 이명, 후두통	위의 통천혈 바로 뒤쪽으로 1.5치(골도법)

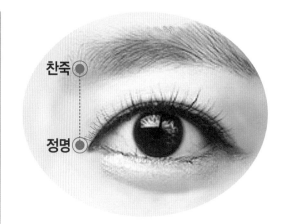

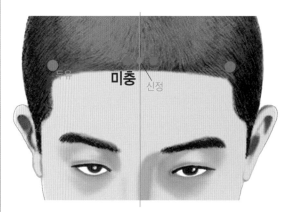

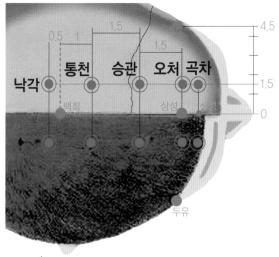

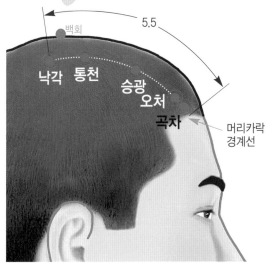

혈 명	적 응 증	위 치
⑨ 옥침 (玉枕)	두통, 어지러움(현훈), 근시, 불면증, 목이 아픈 경항통	독맥의 뇌호혈 양쪽 1.3치(골도법)
⑩ 천주 (天柱)	후두통, 목이 아픈 경항통, 불면증, 고혈압, 저혈압, 눈병, 뇌병, 어깨가 아픈 오십견, 자율신경실조증, 간질	독맥의 아문혈 양쪽 불룩 튀어나온 굵은 근육의 바깥쪽으로 오목한 곳
⑪ 대저 (大杼) 골회(骨會)	감기, 기관지염, 폐렴, 늑막염, 바세도우씨병 (갑상선기능항진), 모든 뼈와 관절병, 혈압항진, 사지마비	첫번째 등뼈의 툭 불거진 극돌기 밑에 있는 독맥의 도도혈 양쪽 1.5치(골도법)
⑫ 풍문 (風門)	감기, 기관지염, 폐렴, 두드러기(담마진), 천식	두번째 등뼈의 툭 불거진 극돌기 밑에 있는 함요처에서 양쪽으로 1.5치(골도법)
⑬ 폐수 (肺兪)	천식, 폐렴, 폐결핵, 늑막염, 가만히 있어도 땀이 나는 자한, 잠잘 때 땀이 나는 도한	세번째 등뼈의 툭 불거진 극돌기 밑에 있는 독맥의 신주혈 양쪽 1.5치(골도법)
⑭ 궐음수 (厥陰兪)	모든 심장병, 모든 정신 및 신경 질환, 호흡기 질환, 늑막염, 늑간신경통, 부정맥	네번째 등뼈의 툭 불거진 극돌기 밑에 있는 움푹 들어가는 곳에서 양쪽 1.5치(골도법)
⑮ 심수 (心兪)	모든 심장병, 모든 정신병, 잘 때 땀이 나는 도한, 손발바닥이 뜨거운 수족심열, 건망증	다섯번째 등뼈의 툭 불거진 극돌기 밑에 있는 독맥의 신도혈 양쪽 1.5치(골도법)

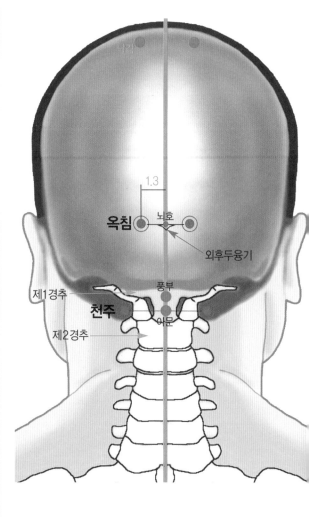

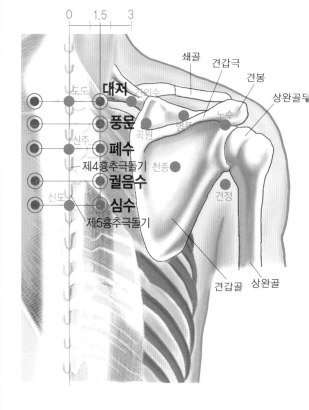

혈 명	적 응 증	위 치
⑯ **독수** (督兪)	심장내막염, 심막염, 심장 질환, 딸꾹질(횡경막경련), 탈모, 피부소양증(가려움증), 우피선(쇠버짐), 가슴통증, 복통	여섯번째 등뼈의 툭 불거진 극돌기 밑에 있는 독맥의 영대혈 혈 양쪽 1.5치(골도법)
⑰ **격수** (膈兪) 혈회(血會)	빈혈, 만성출혈성 질환, 딸꾹질(횡경막경련), 모든 위 질환, 식도협착증, 심장 질환, 소화불량, 흉통	일곱번째 등뼈의 툭 불거진 극돌기 밑에 있는 독맥의 지양혈 양쪽 1.5치(골도법)
⑱ **간수** (肝兪)	급만성간염, 담낭염, 위 질환, 안 질환, 늑간신경통, 신경쇠약, 황달, 불면증, 각종 마비 질환	아홉번째 등뼈의 툭 불거진 극돌기 밑에 있는 독맥의 근축혈 양쪽 1.5치(골도법)
⑲ **담수** (膽兪)	담낭염, 간염, 위염, 가슴과 옆구리가 아플 때(흉협통), 황달, 담석증	열번째 등뼈의 툭 불거진 극돌기 밑에 있는 독맥의 중추혈 양쪽 1.5치(골도법)
⑳ **비수** (脾兪)	위염, 위궤양, 위하수, 소화불량, 간염, 빈혈, 만성출혈성병, 설사, 두드러기(담마진)	열한번째 등뼈의 툭 불거진 극돌기 밑에 있는 독맥의 척중혈 양쪽 1.5치(골도법)
㉑ **위수** (胃兪)	모든 위 질환, 췌장염, 간염, 식욕부진, 척배통(척추 양쪽 등이 아픈 것), 당뇨병, 비만	열두번째 등뼈의 툭 불거진 극돌기 밑에 있는 움푹 들어간 곳에서 양쪽 1.5치(골도법)
㉒ **삼초수** (三焦兪)	위염, 장염, 신장염, 배에 물이 차는 복수, 오줌을 못 누는 요폐, 신경쇠약, 요통, 구토, 설사와 이질, 부신기능 저하	첫번째 허리뼈의 툭 불거진 극돌기 밑에 있는 독맥의 현추혈 양쪽 1.5치(골도법)

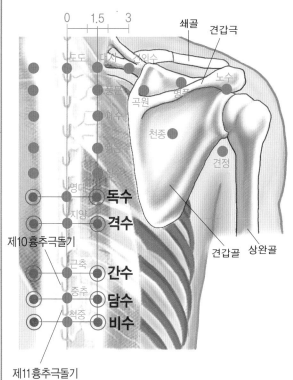

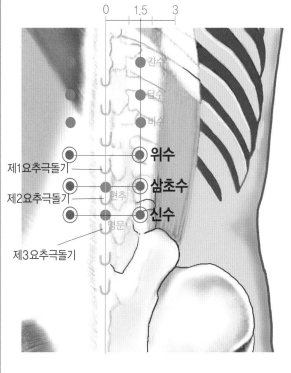

혈 명	적 응 증	위 치
㉓ **신수** (腎兪)	신장 질환, 요통, 유뇨, 생식기 발기불능, 양기부족, 이명, 이롱, 탈모, 고혈압, 천식, 월경불순 원기를 넣어주는 혈	두번째 허리뼈의 툭 불거진 극돌기 밑에 있는 독맥의 명문혈 양쪽 1.5치(골도법)
㉔ **기해수** (氣海兪)	허리와 등이 아픈 요척통, 치질, 월경불순, 하지마비 기를 넣어주는 혈	세번째 허리뼈의 툭 불거진 극돌기 밑에 움푹 들어간 곳의 양쪽 1.5치(골도법)
㉕ **대장수** (大腸兪)	급만성 요통, 허리와 다리가 아픈 요퇴통, 장염, 곱똥을 누는 이질, 변비, 허리를 삐끗한 요섬	네번째 허리뼈의 툭 불거진 극돌기 밑에 있는 독맥의 요양관혈 양쪽 1.5치(골도법)
㉖ **관원수** (關元兪)	만성장염, 요통, 당뇨병, 빈혈, 여성성기의 만성염증, 방광염, 오줌을 싸는 유뇨, 소변이 자주 나오는 빈뇨	다섯번째 허리뼈의 툭 불거진 극돌기 밑에 움푹 들어간 곳의 양쪽 1.5치(골도법)
㉗ **소장수** (小腸兪)	요통, 허리와 꼬리뼈가 아픈 요천부통, 오줌을 싸는 유뇨, 장염, 변비, 냉대하, 여성성기의 염증	엉덩이뼈 첫번째 구멍이 상료혈인데 이 혈 높이로 등의 한가운데에서 양쪽 1.5치(골도법)
㉘ **방광수** (膀胱兪)	허리와 꼬리뼈가 아픈 요천부통, 좌골신경통(디스크), 설사, 변비, 당뇨병, 모든 비뇨생식기병	엉덩이뼈 두번째 구멍이 차료혈인데 이 혈 높이로 등의 한가운데에서 양쪽 1.5치(골도법)
㉙ **중려수** (中膂兪)	장염, 꼬리뼈가 아픈 요천부통, 좌골신경통(디스크), 치질, 방광염	엉덩이뼈 세번째 구멍이 중료혈인데 이 혈 높이로 등의 한가운데에서 양쪽 1.5치(골도법)

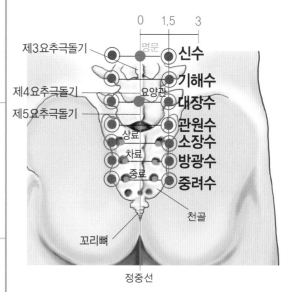

혈 명	적 응 증	위 치
㉚ **백환수** (白環兪)	자궁내막염, 항문병, 소아마비후유증, 좌골신경통(디스크), 꼬리뼈가 아픈 요천부통	엉덩이뼈 네번째 구멍이 하료혈인데 이 혈 높이로 등의 한가운데에서 양쪽 1.5치 (골도법)
㉛ **상료** (上髎)	좌골신경통(디스크), 월경불순, 미주알이 빠지는 탈항, 치질, 중풍하지마비, 소아마비후유증, 인공유산, 냉대하, 자궁내막염, 고환염(불알의 염증)	엉덩이뼈(천골) 첫번째 구멍
㉜ **차료** (次髎)		엉덩이뼈(천골) 두번째 구멍
㉝ **중료** (中髎)		엉덩이뼈(천골) 세번째 구멍
㉞ **하료** (下髎)		엉덩이뼈(천골) 네번째 구멍
㉟ **회양** (會陽)	냉대하증, 생식기발기불능(음위), 설사, 치질, 좌골신경통, 생리통	꼬리뼈 끝의 양쪽 0.5치(동신촌법)
㊱ **승부** (承扶)	요배통, 좌골신경통, 하지마비, 소아마비후유증, 치질, 변비, 소변이 나오지 않는 요폐	넓적다리 위에 생기는 볼기 가로무늬의 한가운데
㊲ **은문** (殷門)	허리와 등이 아픈 요배통, 좌골신경통, 하지마비 및 하지탄탄	앞으로 엎드려 누운 자세(복와위)에서 승부혈 똑바로 밑으로 6치(골도법)
㊳ **부극** (浮郄)	방광염, 변비, 하지 외측 지각마비, 좌골신경통(디스크), 요통	오금의 가로무늬에 있는 위양혈 위 1치(골도법)
㊴ **위양** (委陽) 삼초경하합혈(三焦經下合穴)	허리와 등이 아픈 요배통, 신장염, 방광염, 장딴지 근육경련	오금의 가로무늬 한가운데, 위중혈의 바깥으로 1치(동신촌법)

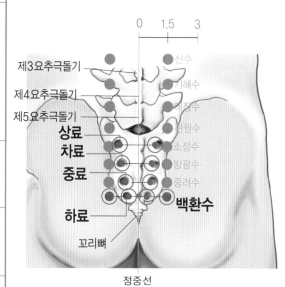

정중선

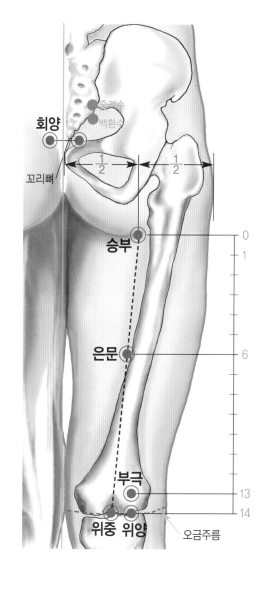

혈 명	적 응 증	위 치
⑩ **위중** (委中) 방광경하합 혈(膀胱經 下合穴)	소변불리, 급성위장염, 허리와 등이 아픈 요배 통, 좌골신경통, 슬관 절통, 중풍 하지마비, 장딴지경련, 요통	오금의 가로무늬 한가 운데(앞으로 엎드려 무릎을 구부렸을 때 오금에 생기는 가로무 늬의 중앙)
㊶ **부분** (附分)	어깨 · 뒷목 · 배(등)가 아플 때, 약물중독의 해독, 상지마비, 늑간 신경통	두번째 등뼈의 툭 불 거진 극돌기의 밑에 있는 움푹 들어간 곳, 양쪽 3치(골도법)
㊷ **백호** (魄戶)	기관지염(해수), 천식, 폐렴, 늑막염, 폐결핵	세번째 등뼈에 툭 불 거진 극돌기 밑에 있 는 독맥의 신주혈 양 쪽 3치, 폐수혈 바깥으 로 1.5치(골도법)
㊸ **고황** (膏肓)	오십견, 천식, 폐결핵, 신경쇠약, 오랜 병으로 쇠약할 때(구병체약), 건망증, 모든 심장병, 냉증 치료	네번째 등뼈의 툭 불 거진 극돌기 밑 움푹 들어간 곳의 양쪽 3치, 궐음수혈 바깥으로 1.5치(골도법)
㊹ **신당** (神堂)	기관지염(해수), 천식, 늑간신경통, 심장병	다섯번째 등뼈에 툭 불거진 극돌기 밑에 있는 독맥의 신도혈 양쪽 3치, 심수혈 바깥 으로 1.5치(골도법)
㊺ **의희** (譩譆)	심장내막염, 천식, 늑 간신경통, 딸꾹질(횡경 막경련), 현기증	여섯번째 등뼈에 툭 불거진 극돌기 밑에 있는 독맥의 영대혈 양쪽 3치, 독수혈 바깥 으로 1.5치(골도법)
㊻ **격관** (膈關)	늑간신경통, 위출혈, 식도경련, 딸꾹질(횡경 막경련), 늑막염	일곱번째 등뼈에 툭 불거진 극돌기 밑에 있는 독맥의 지양혈 양쪽 3치, 격수혈 바깥 으로 1.5치(골도법)

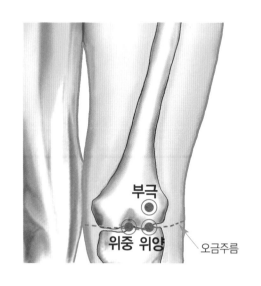

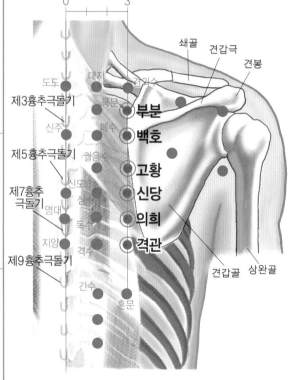

혈 명	적 응 증	위 치
㊼ **혼문** (魂門)	신경쇠약, 간담 질환, 위 질환, 늑간신경통	아홉번째 등뼈에 툭 불거진 극돌기 밑에 있는 독맥의 근축혈 양쪽 3치, 간수혈 바깥으로 1.5치(골도법)
㊽ **양강** (陽綱)	간염, 담낭염, 위염, 췌장염	열번째 등뼈에 툭 불거진 극돌기 밑에 있는 독맥의 중추혈 양쪽 3치, 담수혈 바깥으로 1.5치(골도법)
㊾ **의사** (意舍)	비·췌 질환, 간·담 질환, 늑막염, 위염, 구토, 설사, 식욕부진	열한번째 등뼈에 툭 불거진 극돌기 밑에 있는 독맥의 척중혈 양쪽 3치, 비수혈 바깥으로 1.5치(골도법)
㊿ **위창** (胃倉)	위통, 위염, 복통, 척추와 그 양쪽 등이 아픈 척배통	열두번째 등뼈에 툭 불거진 극돌기 밑에 있는 움푹 들어간 곳의 양쪽 3치(골도법)
51 **황문** (肓門)	유선염, 윗배가 아픈 상복통, 요통, 하지마비, 각종 신(腎) 질환	첫번째 허리뼈에 툭 불거진 극돌기 밑에 있는 독맥의 현추혈 양쪽 3치, 삼초수혈 바깥으로 1.5치(골도법)
52 **지실** (志室)	신장염, 요통, 유정(遺精), 발기불능(음위), 전립선염, 음낭습진, 온몸이 붓는 수종 스태미나 증강혈	두번째 허리뼈에 툭 불거진 극돌기 밑에 있는 독맥의 명문혈 양쪽 3치, 신수혈 바깥으로 1.5치(골도법)
53 **포황** (胞肓)	요통, 오줌을 못 누는 요폐, 배에서 소리가 나는 장명, 좌골신경통(디스크), 볼기가 아픈 둔통	엉덩이뼈 두번째 구멍의 차료혈 높이로 독맥에서 양쪽 3치, 방광수 바깥으로 1.5치(골도법)

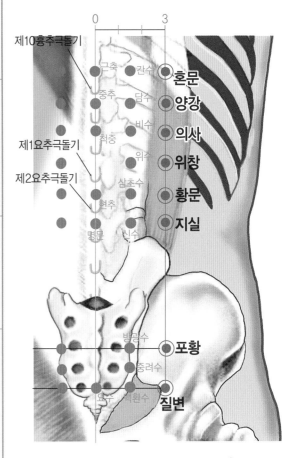

혈 명	적 응 증	위 치
(54) **질변** (秩邊)	좌골신경통(디스크), 볼기가 아픈 둔통, 하지마비, 생식기 질환, 항문 질환	엉덩이뼈 네번째 구멍의 하료혈 높이로 독맥의 요수혈에서 양쪽 3치, 백환수혈 바깥으로 1.5치(골도법)
(55) **합양** (合陽)	허리와 무릎이 아픈 요슬통, 좌골신경통(디스크), 월경과다, 생식기통, 치질, 장출혈, 다리가 붓고 아픈 각기	오금 한가운데의 위중혈 똑바로 밑 2치(골도법)
(56) **승근** (承筋)	두통, 목과 등이 뻣뻣하고 아픈 항배강통, 하지마비, 치질, 좌골신경통(디스크), 장딴지 경련	장딴지 살의 제일 높은 곳, 합양혈과 승산혈을 이는 선의 중간, 위중혈 똑바로 밑 5치(골도법)
(57) **승산** (承山)	요퇴통, 좌골신경통, 장딴지 근육경련, 하지마비, 치질, 미주알이 빠지는 탈항, 다리가 붓고 아픈 각기	위중혈 똑바로 밑 8치(골도법), 앞으로 엎드려 다리에 힘을 주었을 때 장딴지 가운데 움푹 들어가는 곳
(58) **비양** (飛陽) 낙혈(絡穴)	류머티즘성 슬관절염, 신장염, 방광염, 다리가 붓고 아픈 각기, 치질, 좌골신경통, 하지마비, 코가 막히고 콧물 날 때	곤륜혈 바로 위 7치, 장딴지뼈(비골) 뒤쪽으로 승상혈 바깥쪽 밑으로 1치(골도법)
(59) **부양** (跗陽) 양교맥(陽蹻脈) 극혈(隙穴)	두통, 요통, 하지통, 하지마비, 방광염, 발목을 삐는 염좌	곤륜혈 바로 위 3치(골도법)
(60) **곤륜** (崑崙) 경화혈(經火穴)	두통, 항강, 갑상선종대, 요배통, 좌골신경통, 하지마비, 난산, 소아경기, 고혈압	바깥복사뼈 제일 높은 곳과 아킬레스건과의 중간점

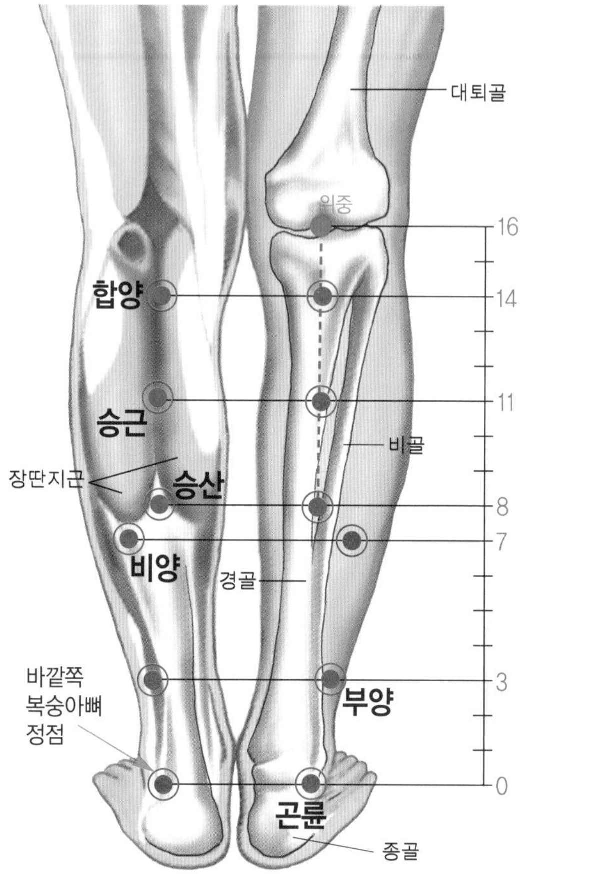

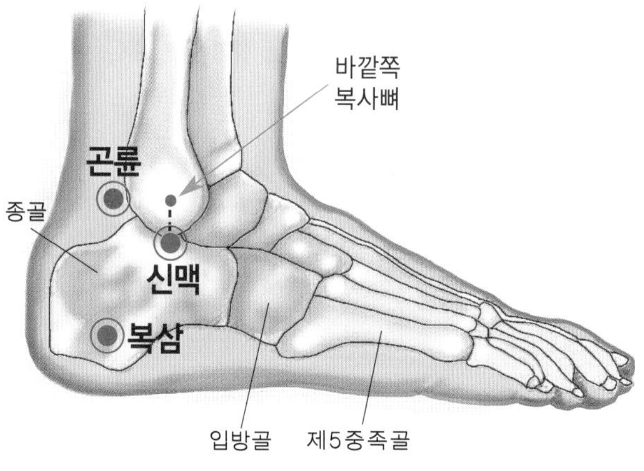

혈 명	적 응 증	위 치
⑥ **복삼** (僕參)	요통, 발목이 아픈 족과통, 하지마비, 다리가 붓고 아픈 각기, 다리에 힘이 없는 하지위약	곤륜혈 바로 밑 1.5치(동신촌법), 발뒤꿈치 뼈 바깥쪽 밑에 있는 움푹 들어간 곳
⑥ **신맥** (申脈)	두통, 간질, 정신병, 허리와 넓적다리가 아픈 요퇴통, 중풍후마비, 안면신경마비(와사증), 발목이 삐었을 때(과염상)	바깥복사뼈 밑의 가장자리 움푹 들어간 곳
⑥ **금문** (金門) 극혈(隙穴)	허리와 넓적다리가 아픈 요퇴통, 발바닥이 아픈 족저통, 발등이 아픈 족배통, 발목이 삐었을 때(과염상)	바깥복사뼈 앞 아래쪽에 있는 다섯번째 발바닥뼈가 시작되는 곳의 뒤쪽 밑
⑥ **경골** (京骨) 원혈(原穴)	두통, 뒷목이 뻣뻣하고 아픈 항강통, 심근염, 뇌막염, 간질, 허리와 넓적다리가 아픈 요퇴통	다섯번째 발바닥뼈(제5중족골) 뒤쪽 뼈 머리 밑의 움푹 들어간 곳
⑥ **속골** (束骨) 유목혈 (俞木穴)	두통, 뒷목이 아픈 항통, 간질, 소아경기, 정신병	다섯번째 발바닥뼈(제5중족골)의 앞쪽 끝 바로 밑의 움푹 들어간 곳(발바닥과 발등의 경계선 위
⑥ **족통곡** (足通谷) 형수혈 (滎水穴)	두통, 눈이 가물가물한 목현, 천식, 비출혈, 정신 질환	새끼발가락이 시작되는 곳의 바깥쪽 가장자리(발등과 발바닥의 경계선 위)
⑥ **지음** (至陰) 정금혈 (井金穴)	두통, 뒷목이 아픈 항통, 코가 막히는 비색, 인공유산, 난산, 태위부정, 전신소양증(가려움증), 눈이 아픈 목통, 비뇨기계 질환	새끼발가락 발톱의 뒤 바깥쪽 모퉁이에서 1푼(약 0.2cm) 떨어진 곳

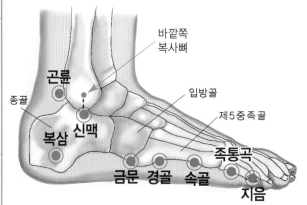

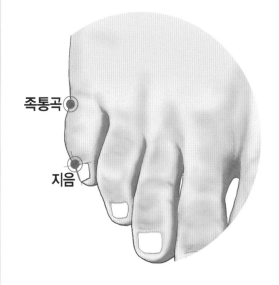

8. 족소음신경

1) 족소음신경의 개요

- 정경순위(正經順位) : 8번
- 음양오행 및 육경분류(六經分類) : 음경(陰經), 수경(水經), 족소음경(足少陰經)
- 소속 경혈수 : 27혈 · 좌우 54혈
- 시작 혈 : 용천(湧泉), 끝 혈 : 수부(俞府)
- 기와 혈의 양 : 다기(多氣), 소혈(少血)
- 유주(流注) 시간 : 17~19시
- 속락(續落) 관계 및 연계 장부(臟腑) :【속 … 신, 낙 … 방광】간(肝), 폐(肺), 심장(心臟)과도 연관된다.
- 장부 색채표

육부(六腑) …	방광(膀胱)	오신(五神) …	정(精)
오계(五季) …	동(冬)	오성(五聲) …	신(呻)
오취(五臭) …	부(腐)	오곡(五穀) …	두(豆)
오정(五情) …	공(恐)	오미(五味) …	함(鹹)
오지(五支) …	발(髮)	오근(五根) …	이(耳)
오성(五性) …	지(智)	오액(五液) …	타(唾)
오축(五畜) …	저(猪)	오변(五變) …	율(慄)
오색(五色) …	흑(黑)	오방(五方) …	북(北)
오악(五惡) …	한(寒)	오과(五果) …	율(栗)
오체(五體) …	골수(骨髓)	발전과정 …	장(藏)

참고 ## 신주명문화(腎主命門火)

명문(命門)은 '생명의 근본'이란 뜻이다. 명문은 화(火)이며 화(火)도 상화(相火)를 칭한다. 상화란 심(心)인 군화(君火)를 돕겠다는 의미를 가졌다. 왜냐하면 신(腎)은 수(水)를 관장하는 정(精)을 저장하며, 또한 명문(命門)의 화(火)를 관장, 인체의 원음(原陰), 원양(原陽)의 기가 있는 곳인 바, 대저 인체의 내장기능과 생장발육, 그리고 생육번식은 신수(腎水), 명문화(命門火)의 도움에 의존하지 않는 것이 없다.

『난경(難經)』에 "다른 장(臟)은 모두 하나뿐이지만 신장(腎臟)은 둘인데, 다음과 같은 역할을 한다. 두 개의 신(腎) 중에서 왼쪽은 신(腎)이고, 오른쪽은 명문(命門)이다. 명문(命門)이라는 것은 정신과 원기(原氣)가 들어 있으며 신(腎)이 아니다. 남자는 정(精)을 간직하고, 여자는 포(胞)가 달려 있는 것으로 보아서 신(腎)이 하나라는 것이 증명된다."라고 하였다.

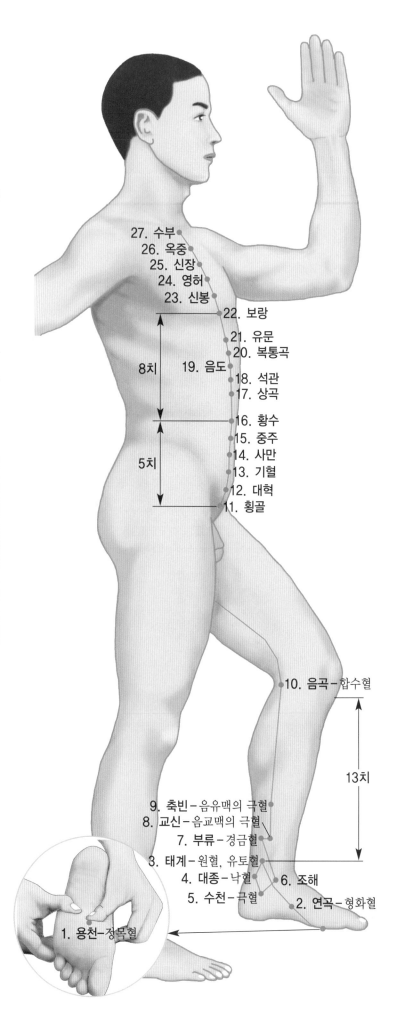

27. 수부
26. 옥중
25. 신장
24. 영허
23. 신봉
22. 보랑
21. 유문
20. 복통곡
19. 음도
18. 석관
17. 상곡
16. 황수
15. 중주
14. 사만
13. 기혈
12. 대혁
11. 횡골

8치
5치

10. 음곡 – 합수혈
13치

9. 축빈 – 음유맥의 극혈
8. 교신 – 음교맥의 극혈
7. 부류 – 경금혈
3. 태계 – 원혈, 유토혈
4. 대종 – 낙혈
6. 조해
5. 수천 – 극혈
2. 연곡 – 형화혈
1. 용천 – 정목혈

• 주치범위(主治範圍) 및 작용부위: 신(腎) 질환이다. 그러나 표리관계(表裏關係)인 방광(膀胱) 질환은 물론 생식(生殖)·비뇨(泌尿)·요복(腰腹)·인후(咽喉)·이(耳)·골(骨)·골수(骨髓)·하지(下肢)·정신방면(精神方面) 등의 질환에도 작용한다.

2) 신 질환의 증후(證候)

신(腎)은 정(精)을 저장하는 곳으로 진음(眞陰)의 근원이며, 또 그 속에는 명문화(命門火)의 진양(眞陽)을 간직하고 있다. 이들은 모두 인체의 물질기능의 기초로서 저장되고 충만되는 것이 좋으며, 모조리 소모하는 것은 좋지가 않다.

신의 정기가 파괴되면 유정(遺精), 조루, 정액부족 및 불임, 몸이 차갑고 힘이 없는 등의 증상이 나타난다. 또 신은 뼈와도 관계가 있어 신정이 허약하면 골수가 공허하므로 골격이 연약하고 무력하며 심지어는 골격의 발육장애가 나타난다. 때문에 아기들의 수문이 늦게 폐쇄되고 골격이 나른하며 무력하고 노인들의 뼈가 취약해지므로 골절이 쉽게 발생하는 등은 모두 신정의 부족과 관계된다.

신의 수액대사 기능이 약해지면 소변의 배출이 순조롭지 못하게 되어 배뇨의 장애로써 오줌의 양도 적고 부종, 또는 오줌이 맑고 소변의 양도 증가되는 병리현상도 나타난다.

신의 납기기능이 감퇴되면 폐에서 호흡해들인 기가 신에 귀속되지 못하므로 내쉬는 숨은 많으나 들여마시는 숨이 적은 호다흡소(呼多吸少)와 호흡할 때 들이쉬기가 곤란하고 움직이면 숨이 차는 증상이 나타난다.

신이 병에 오래 시달리면 머리카락이 드물고 마르며 떨어지거나 노화현상이 일찍 나타나므로 머리카락이 일찍 빠지거나 일찍 희어진다.

또한 신은 귀와 통해 있어서 신에 이상이 있으면 귀에서 소리가 나는 이명현상을 수반하며, 심지어는 귀가 멀게 되는 이롱(耳聾)이 되는 것을 볼 수 있다. 또 허리는 신장의 외곽이기 때문에 신장(腎臟)에 병이 있으면 증상은 흔히 허리부위의 통증이 나타난다.

3) 족소음신경의 경혈

혈 명	적 응 증	위 치
① 용천(湧泉) 정목혈(井木穴)	쇼크, 일사병, 불면증, 뇌졸중, 고혈압, 간질, 히스테리, 정신병, 소아경기, 머리 정수리가 아픈 두정통, 하지마비, 몸이 붓는 수종, 발바닥에 열이 나는 족심열, 배뇨곤란 무병장수의 혈	발바닥의 길이로 그은 한가운데 선 위 앞쪽 3분의 1 지점
② 연곡(然谷) 형화혈(滎火穴)	인후염, 월경불순, 당뇨병, 불임증, 음부가려움증, 중이염, 족심통, 발바닥이 뜨거운 족심열, 자궁탈수, 당뇨병	안쪽 복사뼈의 앞쪽 밑에 있는 주상골의 바로 밑, 발등과 발바닥의 경계선 위

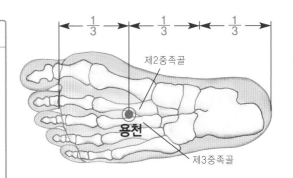
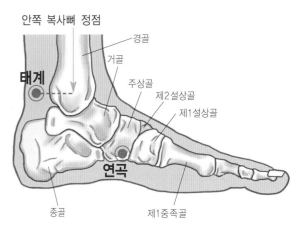

혈 명	적 응 증	위 치
③ **태계** (太谿) 원혈(原穴) 유토혈 (俞土穴)	신장염, 방광염, 월경불순, 오줌을 싸는 유뇨, 귀병, 탈모, 신경쇠약, 요통, 하지마비, 발바닥이 아픈 족저통, 염좌 정력증강 혈	안쪽 복사뼈 끝과 아킬레스건을 연결한 선의 한가운데
④ **대종** (大鐘) 낙혈(絡穴)	천식, 학질(말라리아), 신경쇠약, 히스테리 오줌을 못 누는 요폐, 인후통, 발뒤축이 아픈 족근통	위의 태계혈에서 약간 바깥쪽 밑으로 0.5치(동신촌법)
⑤ **수천** (水泉) 극혈(隙穴)	무월경, 월경불순, 아킬레스건염, 발뒤꿈치가 아픈 종골통	위의 태계혈의 똑바로 밑 1치(동신촌법)
⑥ **조해** (照海)	신경쇠약, 월경불순, 음부 가려움증, 불면증, 냉대하, 몸이 붓는 부종, 부인과 질환	안쪽 복사뼈 제일 높은 곳에서 약 1치로 복사뼈가 끝나는 곳(동신촌법)
⑦ **부류** (復溜) 경금혈 (經金穴)	신장염, 고환염, 자궁출혈, 요도감염(오줌소태), 냉대하증, 요통, 온몸이 붓는 수종, 시력감퇴	태계혈의 똑바로 위 2치(골도법)
⑧ **교신** (交信)	월경불순, 월경혈이 계속 흐르는 붕루, 이질, 변비, 임질, 잘 때 땀이 나는 도한, 하지내측통	위 부류혈의 바로 앞쪽 정강이뼈의 가장자리
⑨ **축빈** (築賓)	신장염, 방광염, 불알이 아픈 고환염, 여성내성기 염증, 간질, 정신병, 장딴지의 비장근경련, 다리가 붓고 아픈 각기, 임질, 매독, 해독(알코올중독 등)	태계혈의 똑바로 위 5치(골도법)
⑩ **음곡** (陰谷) 합수혈 (合水穴)	비뇨생식기 질환, 슬관절염, 무릎 안쪽이 아픈 슬내측통, 음위(생식기 발기 불능), 하복부 냉감, 신장기능 저하, 생리불순	무릎을 직각으로 구부렸을 때 안쪽으로 생기는 오금 가로무늬 끝

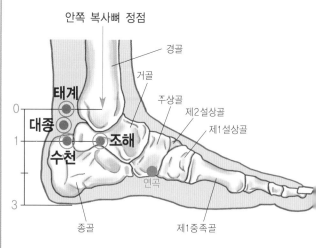

안쪽 복사뼈 정점
경골
거골
주상골
제2설상골
제1설상골
태계
대종
조해
수천
연곡
종골
제1중족골

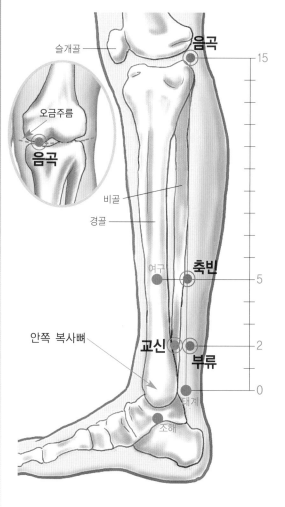

슬개골
음곡
오금주름
음곡
비골
경골
여구
축빈
안쪽 복사뼈
교신
부류
태계
조해
15
5
2
0

혈 명	적 응 증	위 치
⑪ **횡골** (橫骨)	생식기통, 요도염, 오줌을 싸는 유뇨, 정액이 저절로 흐르는 유정, 음위(생식기 발기불능), 아랫배가 찬 하복부 냉감	임맥의 곡골혈 양쪽 0.5치(골도법)
⑫ **대혁** (大赫)	정액이 저절로 흐르는 유정, 냉대하과다, 불감증, 생식기 속이 아픈 경중통, 정액이 먼저 나오는 조루	임맥의 중극혈 양쪽 0.5치(골도법)
⑬ **기혈** (氣穴)	월경불순, 냉대하, 불임증, 요로감염, 설사	임맥의 관원혈 양쪽 0.5치(골도법)
⑭ **사만** (四滿)	월경불순, 요로감염증, 냉대하, 설사, 장염, 아랫배가 찬 하복부 냉감, 복막염	임맥의 석문혈 양쪽 0.5치(골도법)
⑮ **중주** (中注)	월경불순, 요통, 복통, 변비, 생식기통	임맥의 음교혈 양쪽 0.5치(골도법)
⑯ **황수** (肓兪)	요통, 장염, 변비, 위경련, 설사, 신장 질환 정력증강의 혈	배꼽의 양쪽 0.5치(골도법)
⑰ **상곡** (商曲)	생식기통, 복막염, 식욕부진, 모든 위병, 변비, 복통, 십이지장염	임맥의 하완혈 양쪽 0.5치(골도법)
⑱ **석관** (石關)	위통, 딸꾹질(애역), 변비 식도경련, 구토	임맥의 건리혈 양쪽 0.5치(골도법)
⑲ **음도** (陰都)	모든 위병, 폐에 공기가 있어 폐가 붓는 폐기종, 복막염, 학질(말라리아), 복통, 구토	임맥의 중완혈 양쪽 0.5치(골도법)
⑳ **복통곡** (腹通谷)	목이 뻣뻣한 항강, 간질, 가슴이 뛰는 심계, 늑간신경통, 구토, 설사, 모든 위병	임맥의 상완혈 양쪽 0.5치(골도법)

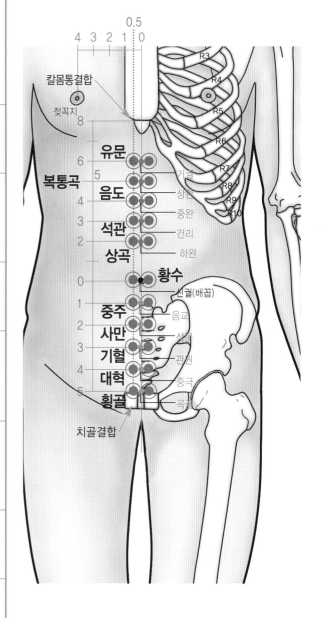

혈 명	적 응 증	위 치
㉑ **유문** (幽門)	늑간신경통, 위확장, 위경련, 만성위염	임맥의 거궐혈 양쪽 0.5치(골도법)
㉒ **보랑** (步廊)	늑막염, 늑간신경통, 비염(코감기), 위염, 기관지염(해수), 구토	임맥의 중정혈 양쪽 2치(골도법), 다섯번째와 여섯번째 갈비뼈 사이 위
㉓ **신봉** (神封)	늑막염, 늑간신경통, 유선염, 기관지염, 천식, 모든 심장병	임맥의 단중혈 양쪽 2치(골도법), 네번째와 다섯번째 갈비뼈 사이 위
㉔ **영허** (靈墟)	모든 심장병, 늑간신경통, 기관지염, 구토, 유선염, 숨을 몰아쉬는 기급, 후각기능 감퇴(냄새를 못 맡을 때)	임맥의 옥당혈 양쪽 2치(골도법), 세번째와 네번째 갈비뼈 사이 위
㉕ **신장** (神藏)	천식, 기관지염, 가슴이 뻐근한 흉창, 호흡곤란, 구토, 늑간신경통, 모든 심장병	임맥의 자궁혈 양쪽 2치(골도법), 두번째와 세번째 갈비뼈 사이
㉖ **욱중** (彧中)	기관지염(해수), 천식, 구토, 늑간신경통, 잘 때 땀이 나는 도한, 인후염, 바세도우씨병(갑상선기능항진증)	임맥의 화개혈 양쪽 2치(골도법), 첫번째와 두번째 갈비뼈 사이 위
㉗ **수부** (俞府)	기관지염, 천식, 가슴이 아픈 흉통, 구토, 모든 갑상선 질환, 바세도우씨병	임맥의 선기혈 양쪽 2치(골도법), 빗장뼈(쇄골) 밑쪽 가장자리

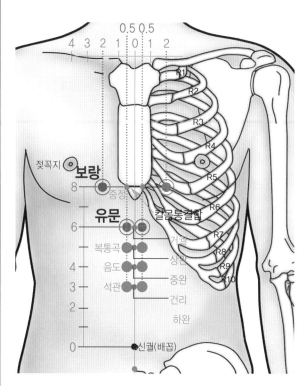

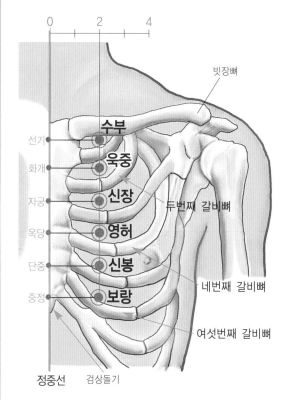

9. 수궐음심포경

1) 수궐음심포경의 개요

- 정경순위(正經順位) : 9번
- 음양오행 및 육경분류(六經分類) : 음경(陰經), 상화경(相火經), 수궐음경(手厥陰經)【심(心)의 색체표와 동일함】
- 소속 경혈수 : 9혈 · 좌우 18혈
- 시작 혈 : 천지(天池), 끝 혈 : 중충(中衝)
- 기와 혈의 양 : 소기(少氣), 다혈(多血)
- 유주(流注) 시간 : 19~21시
- 속락(續落) 관계 및 연계 장부(臟腑) :【속 … 심포, 낙 … 삼초】
- 주치범위(主治範圍) 및 작용부위: 심(心) 질환이다. 그러나 표리관계(表裏關係)인 삼초(三焦) 질환은 물론 흉부(胸部) · 위(胃) · 심장(心臟) · 설(舌) · 상지(上肢) · 정신방면(精神方面) 등의 질환에도 작용한다.

2) 심포의 기능

심포락(心包絡)은 심(心)을 싸고 있는 외막으로서 심을 보호하는 기능을 가지고 있다. 동시에 심(心)의 명령을 집행하는 작용도 있다. 『소문(素問)』의 '영란비전론(靈蘭秘典論)'에 "단중(膻中) – 심포락(心包絡)을 가르킨다." 즉, 신사지관(臣使之官)이기 때문에 심의 희락(喜樂)은 이에 의하여 밖으로 나타난다고 하였고, 또 『영추(靈樞)』의 '창론(脹論)'에는 "단중은 심주(心柱)의 궁성(宮城)이다"라고 기록되어 있다.

『영추(靈樞)』의 '사객편(邪客篇)'에는 "심은 오장육부의 대주(大主)이며…심포를 침범하는 병사를 용납하지 못하며, 이를 용납하면 곧 심을 상한

다. 심이 상하면 신이 신기를 잃게 되며, 신기를 잃으면 곧 죽는다. 고로 모든 사(邪)가 심에 있는 것은 모두 심포락에 있다"라고 하였다.

이것은 심포락이 심장을 수호하는 역활을 함을 설명한 것이다. 그래서 후세의 학자들은 심포락이 심에 대신해서 병사(病邪)를 받는다고 인식하게 되었다. 이것은 심(心)과 심포(心包)가 서로 같은 장기임을 증명하고 있다.

3) 심포 질환의 증후(證候)

심(心) 질환의 증후와 동일하다.

4) 수궐음심포경의 경혈

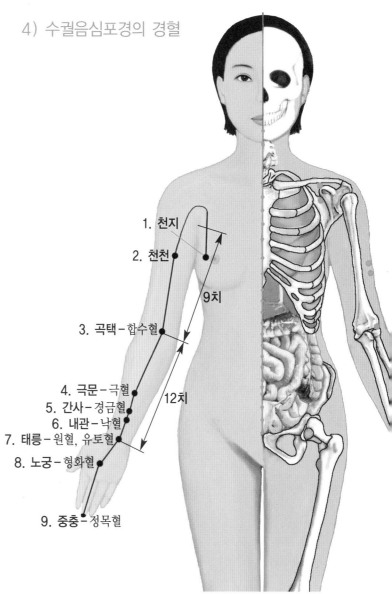

1. 천지
2. 천천
   9치
3. 곡택 – 합수혈
4. 극문 – 극혈
5. 간사 – 경금혈   12치
6. 내관 – 낙혈
7. 태릉 – 원혈, 유토혈
8. 노궁 – 형화혈
9. 중충 – 정목혈

혈 명	적 응 증	위 치
① 천지 (天池)	모든 심장병, 늑간신경통, 심장을 쥐어짜듯 아픈 심교통, 유선염, 뇌충혈, 겨드랑이 밑이 붓고 아픈 액하부종통	위경의 유중혈 바깥쪽 1치(골도법) 세번째와 네번째 갈비뼈 사이 위
② 천천 (天泉)	해수, 가슴이 쥐어짜듯 아픈 협심통, 가슴이 뛰는 심계항진, 늑간신경통, 팔이 안쪽으로 아픈 상지내측통	겨드랑이 가로무늬 앞쪽 끝에서 2치(골도법), 곡택혈을 향해서 취혈한다.
③ 곡택 (曲澤) 합수혈 (合水穴)	심장병, 더위를 먹는 일사병, 팔과 팔꿈치가 아픈 주비통, 손을 떠는 수전증, 몸을 떠는 진전	팔꿈치를 구부렸을 때 팔꿈치 가로무늬에 있는 위팔 알통 힘줄의 안쪽 가장자리
④ 극문 (郄門) 극혈(郄穴)	모든 심장 질환, 횡경막경련(딸꾹질), 히스테리, 저혈압 각종 동통의 진통혈	손목의 가로무늬 한가운데 똑바로 위로 5치(골도법)
⑤ 간사 (間使) 경금혈 (經金穴)	풍습성 심장병 등 모든 심장병, 위통, 학질(말라리아), 정신병, 간질, 월경불순, 손바닥이 아픈 장중통	손목의 안쪽 가로무늬 한가운데에 있는 대릉혈 똑바로 위로 3치(골도법)
⑥ 내관 (內關) 낙혈(絡穴)	모든 심장병, 저혈압, 흉통, 복통, 히스테리, 인후통, 얼굴이 빨개지는 면적열 각종 수술시의 마취혈	손목의 안쪽 가로무늬 한가운데에 있는 대릉혈 똑바로 위로 2치(골도법)
⑦ 대릉 (大陵) 원혈(原穴) 유토혈 (俞土穴)	모든 심장병, 위염, 정신병, 토혈, 상지습진, 혀가 아픈 설통, 손목관절통, 몸이 불덩이 같은 신열여화, 불면증	손목의 안쪽 가로무늬 한가운데, 두 힘줄 사이

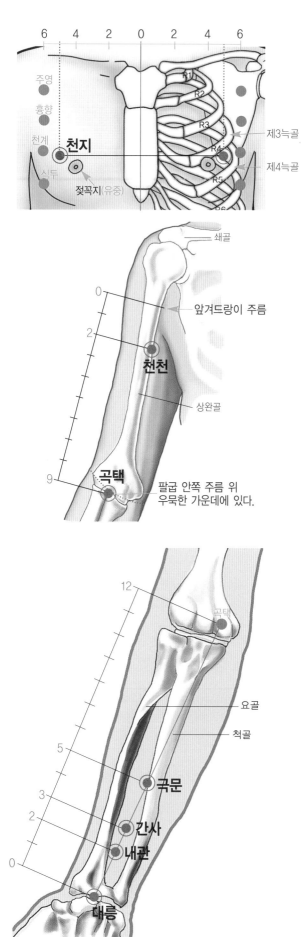

혈 명	적 응 증	위 치
⑧ **노궁** (勞宮) 형화혈 (滎火穴)	뇌졸중, 혼수, 일사병, 구내염, 소아경풍, 히스테리, 정신병, 손에 땀이 많은 수장다한증, 손을 떠는 수전증, 입에서 비린내가 나는 구중성취, 피로권태, 수지마비	손가락을 구부려 손을 가볍게 쥐었을 때 손바닥 가운뎃손가락 끝이 닿는 곳, 제2~3 중수골 사이
⑨ **중충** (中衝) 정목혈 (井木穴)	쇼크, 뇌졸중, 일사병, 고열, 협심증, 머리가 깨질듯한 두통여파, 불안번조, 혀가 뻣뻣한 설강, 혓바늘이 돋는 설염, 황달	가운뎃손가락 손톱 뒤쪽의 안쪽 모퉁이에서 1푼 (약 0.2cm)

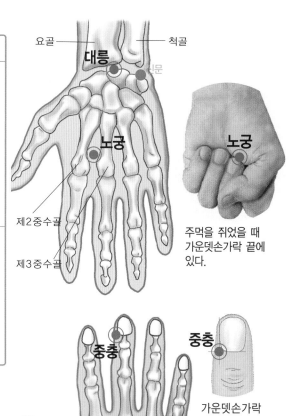

요골   척골
대릉
노궁
제2중수골
제3중수골

노궁
주먹을 쥐었을 때 가운뎃손가락 끝에 있다.

중충   중충
가운뎃손가락

10. 수소양삼초경

1) 수소양삼초경의 개요

- 정경순위(正經順位) : 10번
- 음양오행 및 육경분류(六經分類) : 양경(陽經), 상화경(相火經), 수소양경(手少陽經)【소장(小腸)의 색체표와 동일함】
- 소속 경혈수 : 23혈 · 좌우 46혈
- 시작 혈 : 관충(關衝), 끝 혈 : 사죽공(絲竹空)
- 기와 혈의 양 : 다기(多氣), 소혈(少血)
- 유주(流注) 시간 : 21~23시
- 속락(續落) 관계 및 연계 장부(臟腑) :【속 … 삼초, 낙 … 심포】
- 주치범위(主治範圍) 및 작용부위: 모든 질환에 고루 쓰인다. 특히 표리관계(表裏關係)인 심포(心包) 질환은 물론 측두(側頭) · 안(眼) · 이부(耳部) · 인후(咽喉) · 상지(上肢) · 견갑(肩胛) · 경항(頸項) · 흉협(胸脇) · 소화흡수 촉진 · 열성병(熱性病) 등의 질환에도 작용한다.

참고 삼초는 부위에 따라 아래와 같은 생리기능의 특징을 가지고 있다.

① 상초는 안개와 같다 … 상초여무(上焦如霧) ⇒ 주기(主氣) ; 심과 폐의 기능을 함께 말하는 것으로 대기의 산소를 전신에 분포시킨다는 뜻이다.

② 중초는 물거품과 같다 … 중초여구(中焦如漚) ⇒ 주식(主食) ; 비와 위의 기능을 함께 말하는 것으로 음식물의 소화와 흡수를 한다는 뜻이다.

③ 하초는 개천과 같다 … 하초여독(下焦如瀆) ⇒ 주변(主便) ; 간, 신, 소장, 대장 등의 기능을 함께 말하는 것으로 소화흡수 과정에서 노폐물을 배설하는 작용을 한다는 뜻이다.

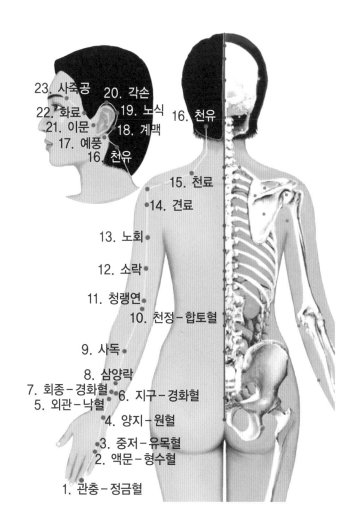

23. 사죽공 20. 각손
22. 화료 19. 노식 16. 천유
21. 이문 18. 계맥
17. 예풍
16. 천유
15. 천료
14. 견료
13. 노회
12. 소락
11. 청랭연
10. 천정 - 합토혈
9. 사독
8. 삼양락
7. 회종 - 경화혈 6. 지구 - 경화혈
5. 외관 - 낙혈
4. 양지 - 원혈
3. 중저 - 유목혈
2. 액문 - 형수혈
1. 관충 - 정금혈

2) 삼초 질환의 증후(證候)

삼초는 내장의 외부(外府)로서 수액을 소통하고 음식물의 소화흡수를 하는 기능을 가지고 있다. 삼초는 어느 부분에서나 일정한 장기를 포함하고 있다. 그러므로 상초(上焦)는 심(心), 폐(肺)와 관련된 호흡과 혈액순환장애 등의 증상이 나타나고, 중초(中焦)는 비(脾) · 위(胃)와 관련된 소화불량, 식체 및 식사를 적게 하는 등의 증상이 나타나고, 하초(下焦)는 간(肝) · 신(腎) · 대장 · 소장 · 자궁 등과 관련된 수종과 대소변 이상 등의 증상이 나타난다.

3) 수소양삼초경의 경혈

혈 명	적 응 증	위 치
① **관충** (關衝) 정금혈 (井金穴)	모든 열성병, 편두통, 눈곱이 끼는 결막염, 이명, 중이염, 혀가 뻣뻣한 설강, 가슴이 뛰면서 열이 나는 심번, 목의 질환	네번째손가락의 손톱 뒤쪽 모퉁이에서 1푼(약 0.2cm)
② **액문** (液門) 형수혈 (滎水穴)	한쪽 골이 아픈 편두통, 인후통, 잘 들리지 않는 난청, 어지러움(현훈), 차멀미, 뱃멀미, 이명, 뇌빈혈성 두통, 손가락이 아픈 수지통	손등, 네번째와 다섯번째손가락이 합친 곳에 생기는 무늬의 끝(즉, 약지와 소지 봉간의 끝)
③ **중저** (中渚) 유목혈 (俞木穴)	농아, 이명, 귀가 잘 안 들리는 이롱, 편두통, 견배통, 늑간신경통, 갑자기 말을 못하는 실어증, 시력감퇴, 상지통	위의 액문혈에서 위쪽으로 1치(동신촌법), 4~5손바닥뼈(중수골) 사이
④ **양지** (陽池) 원혈(原穴)	손목관절통, 당뇨병의 구갈, 냉대하, 부정맥, 임신구토, 자궁위치 이상 정력증강의 혈	손등 쪽 손목의 가로무늬 한가운데 움푹 들어간 곳
⑤ **외관** (外關) 낙혈(絡穴)	감기, 고열, 폐렴, 이하선염(볼거리), 이명, 이롱, 귀가 아픈 이통, 편두통, 목이 아픈 낙침, 수전증, 늑간신경통, 어깨와 팔의 통증(견비통), 상지마비	손바닥 쪽 손등의 가로무늬 한가운데에 있는 양지혈에서 똑바로 위쪽 2치(골도법)
⑥ **지구** (支溝) 경화혈 (經火穴)	견비통, 심장이 조여드는 협심증, 늑간신경통, 오십견, 상지마비, 습관성 변비	손등 쪽 손목의 가로무늬 한가운데에 있는 양지혈에서 똑바로 위쪽 3치, 외관혈 위쪽 1치(골도법)

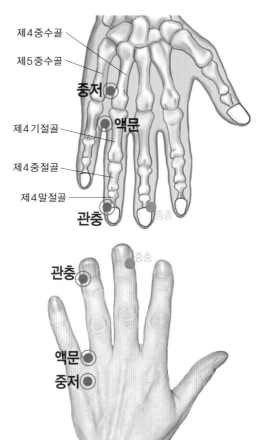

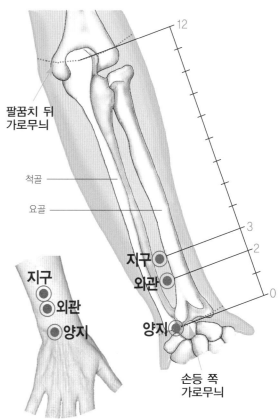

혈 명	적 응 증	위 치
⑦ **회종** (會宗) 극혈(郄穴)	잘 들리지 않는 난청, 어깨와 팔의 통증(견비통), 간질, 모든 귀병, 어깨가 아픈 오십견, 목이 아픈 항통	위의 지구혈에서 바깥쪽으로 1치(동신촌법)
⑧ **삼양락** (三陽絡)	귀에서 소리가 나는 이명, 귀가 잘 안 들리는 이롱, 갑자기 말문이 막히는 실어증, 손과 팔이 아픈 수비통	손등 쪽 손목의 가로무늬 한가운데 있는 양지혈에서 똑바로 위 4치의 지구혈 똑바로 위 1치(골도법)
⑨ **사독** (四瀆)	편두통, 잘 들리지 않는 이롱, 치통, 상지통, 상지마비, 신경쇠약, 어지러움(현훈), 신장염, 갑자기 말문이 막히는 실어증	팔꿈치 끝에서 똑바로 아래로 5치(골도법), 요골과 척골 사이
⑩ **천정** (天井) 합토혈 (合土穴)	한쪽 골이 아픈 편두통, 편도선염, 목이 아픈 경항통, 어깨와 팔의 통증(견비통), 갑상선이 부었을 때	팔꿈치를 구부렸을 때 팔꿈치 끝에서 위로 1치(골도법), 누르면 움푹 들어가는 곳
⑪ **청랭연** (淸冷淵)	두통, 눈이 아픈 안통, 어깨와 팔의 통증(견비통), 상지마비, 상지신경통	팔꿈치에서 똑바로 위로 2치, 천정혈 위로 1치(골도법)
⑫ **소락** (消濼)	편두통, 목과 등이 아픈 항배통, 치통, 어깨와 팔의 통증(견비통), 간질	팔꿈치에서 똑바로 위로 5치, 청랭연혈 위로 3치(골도법)
⑬ **노회** (臑會)	어깨와 팔의 통증(견비통), 삼각근염, 모든 견관절 질환	견료혈 바로 밑 3치, 삼각근의 뒤쪽 가장자리
⑭ **견료** (肩髎)	모든 견관절병, 반신불수, 고혈압, 심장이 조여드는 협심증, 상지신경통급마비	어깨뼈 바깥쪽에 툭 튀어나온 뼈의 뒤쪽 끝의 바로 밑에 있는 움푹 들어간 곳

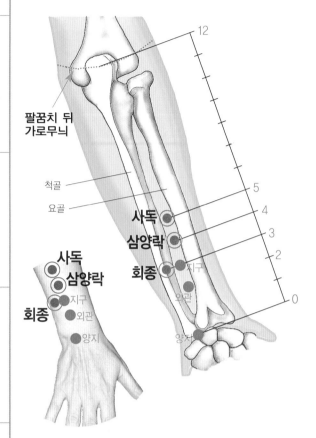

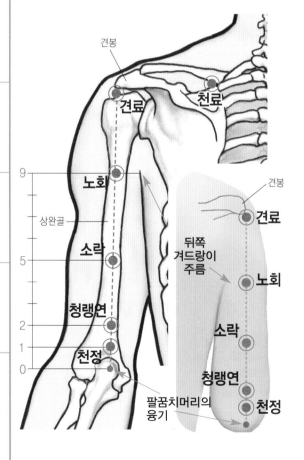

혈 명	적 응 증	위 치
⑮ **천료** (天髎)	목이 아픈 경항부통, 어깨죽지가 아픈 견갑부통, 상지신경통 급마비, 고혈압, 가슴이 뛰는 심계항진, 심장이 조여드는 협심증, 열이 나는 모든 병	담경의 견정혈에서 등쪽으로 똑바로 1치(동신촌법), 견정과 곡원혈을 이은 선의 중간점
⑯ **천유** (天牖)	귀에서 소리가 나는 이명, 귀가 잘 안 들리는 이롱, 중이염, 목이 뻣뻣한 항강, 인후통, 눈이 아픈 목통, 편두통, 얼굴이 붓는 안면부종, 연주창	귀 뒤에 있는 유양돌기 밑으로 흉쇄유돌근 뒤쪽의 머리털이 난 가장자리, 소장경의 천용혈과 방광경의 천주혈과 수평이 되는 곳
⑰ **예풍** (翳風)	현기증, 모든 귓병, 턱관절통, 치통, 눈이 아픈 안통, 안면신경마비(와사증), 시력장애	귓불의 바로 뒤 유양돌기와 아래턱 뼈 사이의 움푹 들어가는 곳
⑱ **계맥** (瘈脈)	귀에서 소리가 나는 이명, 잘 들리지 않는 난청, 편두통, 소아경풍(어린이경기), 중이염, 뇌충혈	귀 뒤의 귀뿌리 뒤쪽으로 귓바퀴를 따라서 예풍혈과 각손혈을 이은 선의 아래쪽 3분의 1 지점
⑲ **노식** (顱息)	한쪽 머리가 아픈 편두통, 귀에서 소리가 나는 이명, 귀가 아픈 이통, 중이염, 구토, 뇌충혈	계맥혈과 각손혈을 이은 선의 중간점
⑳ **각손** (角孫)	편두통, 중이염, 입을 다물고 열지 못하는 구금불개, 치통, 눈병, 각종 귓병	귀를 앞으로 반을 접었을 때 머리에 귀끝이 닿는 곳
㉑ **이문** (耳門)	귀에서 소리가 나는 이명, 귀가 잘 안 들리는 이롱 등 각종 귓병, 치통, 턱관절염	입을 벌린 자세에서 귀젖 제일 위쪽의 바로 앞에 있는 움푹 들어간 곳

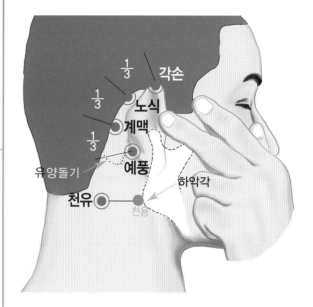

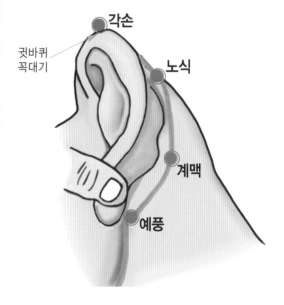

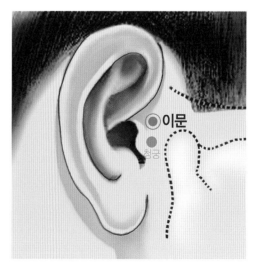

혈 명	적 응 증	위 치
㉒ **화료** (和髎)	모든 귓병, 모든 눈병, 안면 신경마비(와사증), 한쪽 머리가 아픈 편두통, 입을 다 물고 열지 못하는 아관긴급	이문혈의 약간 앞의 위쪽 귀밑머리의 가장자리(맥박이 뛰는 곳)
㉓ **사죽공** (絲竹空)	모든 눈병, 두통, 얼굴 근육이 아픈 삼차신경통, 안면신경마비(와사증), 눈꺼풀이 떨리는 안검경련, 눈꺼풀이 쳐지는 안검하수	눈썹 바깥쪽 끝의 누르면 움푹 들어가는 곳

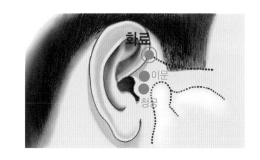

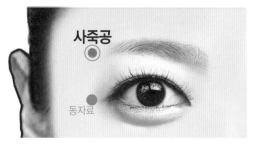

11. 족소양담경

1) 족소양담경의 개요

- 정경순위(正經順位) : 11번
- 음양오행 및 육경분류(六經分類) : 양경(陽經), 목경(木經), 족소양경(足少陽經)
- 소속 경혈수 : 44혈 · 좌우 88혈
- 시작 혈 : 동자료(瞳子髎), 끝 혈 : 족규음(足竅陰)
- 기와 혈의 양 : 다기(多氣), 소혈(少血)
- 유주(流注) 시간 : 23~1시
- 속락(續落) 관계 및 연계 장부(臟腑) :【속 … 담, 낙 … 간】심장과도 연관된다.
- 주치범위(主治範圍) 및 작용부위 : 담(膽) 질환이다. 그러나 표리관계(表裏關係)인 간(肝) 질환은 물론 편두(偏頭)·이(耳)·안(眼)·비(鼻)·경항(頸項)·협늑(脇肋)·계늑(季肋)·하지외측(下肢外側) 및 열성(熱誠) 등의 질환에도 작용한다.
- 장부 색채표

육장(六臟) … 간(肝)		오신(五神) … 혼(魂)	
오계(五季) … 춘(春)		오성(五聲) … 호(呼)	
오취(五臭) … 조(臊)		오곡(五穀) … 맥(麥)	
오정(五情) … 노(怒)		오미(五味) … 산(酸)	
오지(五支) … 조(爪)		오근(五根) … 안(眼)	
오성(五性) … 인(仁)		오액(五液) … 루(淚)	
오축(五畜) … 계(鷄)		오변(五變) … 악(握)	
오색(五色) … 청(靑)		오방(五方) … 동(東)	
오악(五惡) … 풍(風)		오과(五果) … 이(李)	
오체(五體) … 근건(筋腱)		발전과정 … 생(生)	

2) 담 질환의 증후(證候)

담과 간은 표리관계이므로 담병의 진행과정에서 흔히 간병증상을 일으키고, 또한 간병 역시 담에 쉽게 파급된다. 만일 간담(肝膽)의 기능이 비정상이면 담즙의 형성과 배설이 저해되므로 비위의 소화기능이 영향을 받아 먹기 싫고 배가 부르며 설

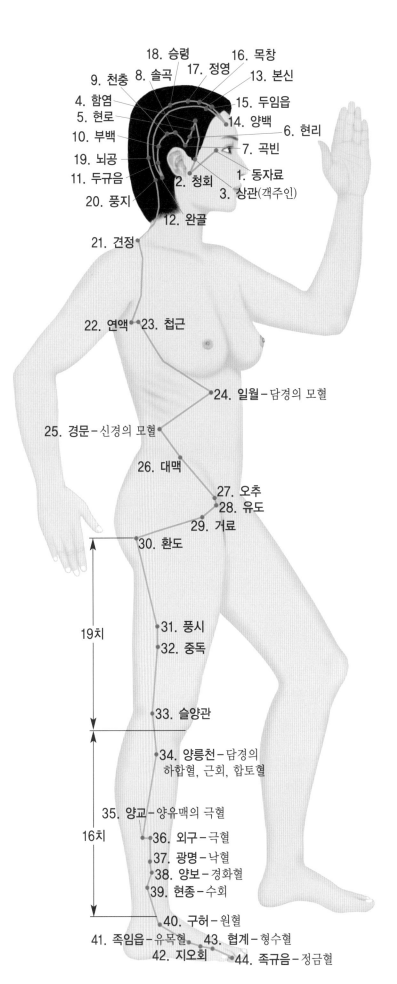

사나 소화불량 등의 증상이 생기며, 담즙이 밖으로 흘러나와 피부에 침입하므로 황달이 생겨 몸·눈·오줌이 노랗게 된다. 또한 담이 약한 사람은 쉽게 놀라고 무서워하며, 잠이 잘 오지 않고 꿈을 많이 꾸게 된다.

3) 족소양담경의 경혈

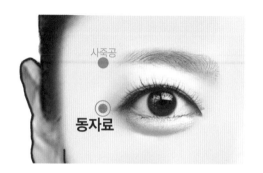

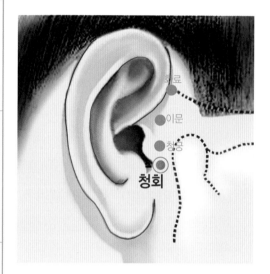

혈 명	적 응 증	위 치
① **동자료** (瞳子髎)	편두통, 검은 눈동자가 아픈 각막염, 눈의 굴절이상, 야맹증, 시신경위축, 눈물이 흐르는 유류, 얼굴 근육이 아픈 삼차신경통	외안각, 즉 눈 바깥쪽 모퉁이에서 바깥쪽으로 0.5치(동신촌법)
② **청회** (廳會)	이명, 귀가 잘 안들리는 이롱, 중이염, 농아, 치통, 안면신경마비(와사증), 이하선염(볼거리)	귀젖 끝의 앞에 있는 움푹 들어가는 곳(입을 벌렸을 때)
③ **상관** (上關)	이명, 난청, 중이염, 치통, 안면신경마비(와사증), 얼굴 근육이 아픈 삼차신경통, 모든 눈병, 입을 다물고 열지 못하는 아관긴급	광대뼈가 활처럼 휜 곳의 가운데 위쪽 가장자리, 위경의 하관혈 위쪽
④ **함염** (頷厭)	편두통, 이명, 코감기, 모든 눈의 병	위경의 두유혈과 곡빈혈을 연결한 선의 위쪽 4분의 1 지점
⑤ **현로** (懸顱)	편두통, 치통, 얼굴이 붓는 안면부종	위경의 두유혈과 곡빈혈을 연결한 선의 중간 지점
⑥ **현리** (懸釐)	눈이 붉고 아픈 목적통, 치통, 편두통	위경의 두유혈과 곡빈혈을 연결한 선의 아래쪽 4분의 1 지점
⑦ **곡빈** (曲鬢)	편두통, 알코올중독경련, 삼차신경통, 말문이 막히는 실음, 아관긴급, 치통	귀 앞의 귀밑머리가 굽어지는 곳, 귀 끝쪽의 수평선과 귀 앞쪽의 수직선이 교차되는 곳

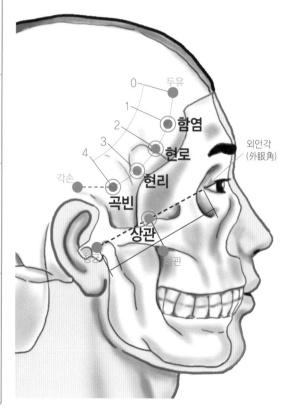

혈 명	적 응 증	위 치
⑧ 솔곡 (率谷)	알코올중독, 모든 눈병, 한쪽 골이 아픈 편두통, 어지러움(현훈)	귀 끝의 바로 위, 머리털이 난 곳, 즉 삼초경의 각손혈에서 1.5치 위(동신촌법)
⑨ 천충 (天衝)	이명, 전간(지랄병), 편두통, 잇몸이 아픈 치은동통	위 솔곡혈의 뒤쪽 0.5치 (동신촌법)
⑩ 부백 (浮白)	편두통, 치통, 이명, 잘 들리지 않는 난청	천충혈의 약간 뒤 밑으로 1치(동신촌법)
⑪ 두규음 (頭竅陰)	팔다리를 떠는 사지 경련, 난청, 이명, 두항부동통, 현기증	위 부백혈에서 밑으로 1치(동신촌법), 유양돌기의 기저부로써 부백혈과 완골혈의 중간 지점
⑫ 완골 (完骨)	두통, 얼굴이 붓는 안면부종, 안면신경마비, 불면증, 목이 뻣뻣하고 아픈 항강통	독맥의 풍부혈과 옆을 평행선 위, 귀 뒤에 있는 유양돌기의 뒤쪽 가장자리
⑬ 본신 (本神)	전간(지랄병), 반신불수, 가슴과 옆구리가 아픈 흉협통, 두통, 목현, 경항부강통	독맥의 신정혈 양쪽 3치 (골도법)
⑭ 양백 (陽白)	전두통, 삼차신경통, 안검하수, 안검경련, 안면신경마비, 모든 눈병, 코막힘	눈 동공의 똑바로 위, 눈썹의 정중앙에서 위로 1치(골도법)
⑮ 두임읍 (頭臨泣)	어지러움(현훈), 코가 막히는 비폐, 모든 눈병, 두통	위 양백혈의 똑바로 위로, 이마의 머리털이 난 가장자리에서 위로 0.5치(골도법), 독맥의 신정혈과 위경 두유혈을 이은 선의 중간 지점

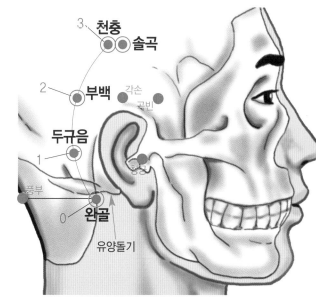

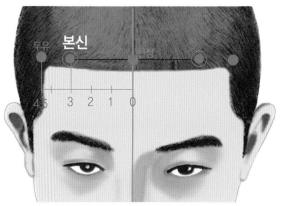

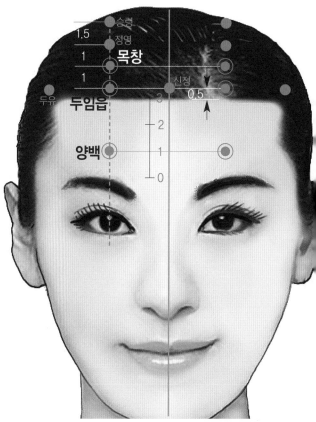

혈 명	적 응 증	위 치
⑯ **목창** (目窓)	모든 눈병, 두통, 눈이 가물거리는 목현, 얼굴이 붓는 안면부종, 뇌졸중후유증	두임읍혈에서 위쪽으로 1치(골도법)
⑰ **정영** (正營)	편두통, 구토, 치통, 어지러움(현훈), 머리와 목이 아픈 두항부강통	목창혈에서 위쪽으로 1치(골도법)
⑱ **승령** (承靈)	축농증, 코가 막히는 비폐, 코피(비출혈), 모든 눈병, 감기, 두통	정영혈에서 위쪽으로 1.5치(동신촌법)
⑲ **뇌공** (腦空)	뒷골이 아픈 후두통, 감기, 천식, 전간(지랄병), 각종 정신병, 이명, 심계항진, 경항강직통	독맥의 뇌호혈에서 옆으로 평행선 위, 풍지혈에서 똑바로 위 1.5치
⑳ **풍지** (風池)	와사증, 각종 뇌 질환, 반신불수, 전간(지랄병), 고혈압, 비염(코감기), 각종 눈병, 감기, 현훈, 두통, 항강통 감기 질환이 모이는 곳	독맥의 풍부혈 높이와 평행선 위, 승모근과 흉쇄유돌근(목 옆으로 약간 솟은 근육) 사이에 움푹 들어간 곳
㉑ **견정** (肩井)	난산, 어지러움(현훈), 중풍으로 말을 못하는 중풍불어, 담석증, 오십견, 목이 뻣뻣하고 아픈 항강통, 고혈압	젖꼭지의 똑바로 위, 어깨의 제일 높은 곳, 독맥의 대추혈과 견봉을 이은 선의 중간 지점
㉒ **연액** (淵腋)	기관지염(해수), 어깨와 팔의 통증(견비통), 늑간신경통, 늑막염, 겨드랑이 임파선염	겨드랑이 한가운데에서 밑으로 3치(골도법), 다섯번째 갈비뼈 사이에 해당됨
㉓ **첩근** (輒筋)	늑막염, 천식, 구토, 침을 흘리는 유연, 위산과다	연액혈 바로 앞쪽 1치(골도법), 다섯번째 갈비뼈 사이 지점

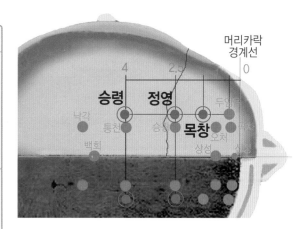

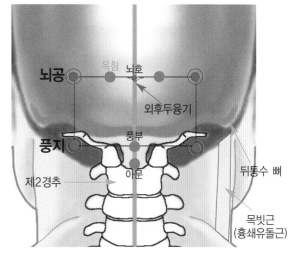

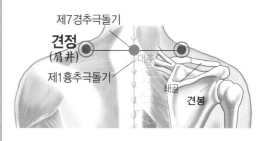

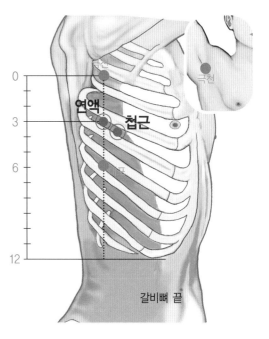

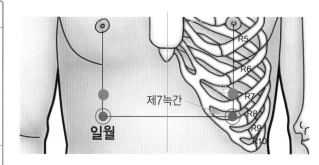

혈 명	적 응 증	위 치
㉔ **일월** (日月)	담낭염 등 모든 담 질환, 늑간신경통, 모든 간 질환, 십이지장궤양, 횡경막경련(딸꾹질)	젖꼭지 똑바로 밑의 일곱번째 갈비뼈 사이. 기문혈에서 갈비뼈 하나 아래
㉕ **경문** (京門) 신경(腎經) 모혈(募穴)	신장염 등 모든 신장 질환, 요통, 하지통, 남녀 생식기 질환	등에 있음, 열두번째 갈비뼈 끝의 밑쪽 가장자리
㉖ **대맥** (帶脈)	자궁내막염, 방광염, 월경불순, 냉대하, 설사, 옆구리와 배가 아픈 측복통, 요통	간경의 장문혈의 똑바로 밑, 배꼽 옆으로 그은 평행선과 마주치는 교차점
㉗ **오추** (五樞)	자궁내막염, 냉대하, 생식기통, 고환염, 이급후중(대변이 잘 나오지 않고 뒤가 묵지룩함), 요통	임맥의 관원혈과 같은 높이로 상전장골극의 바로 밑
㉘ **유도** (維道)	자궁의 부속기 염증, 자궁내막염, 자궁하수, 상습성 변비, 구토, 복수, 맹장염	오추혈 밑으로 0.5치(골도법)
㉙ **거료** (居髎)	위통, 하복통, 고환염, 자궁내막염, 방광염, 요퇴통, 하지마비, 족위무력, 고관절통	상전장골극의 앞쪽으로 툭 튀어나온 곳과 넓적다리 뼈인 대퇴골 대전자 점을 연결한 선의 중앙 지점, 엉덩이 옆으로 움푹 들어간 곳
㉚ **환도** (環跳)	좌골신경통(디스크), 요통, 허리와 넓적다리가 아픈 요퇴통, 잘 걸어다니지 못하는 보행불능	대퇴골 대전자의 제일 높은 곳과 독맥의 요수혈을 연결한 선의 좌측 3분의 1 지점, 누르면 손가락이 쑥 들어가는 곳

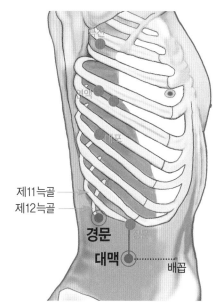

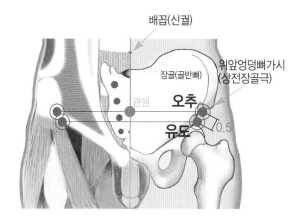

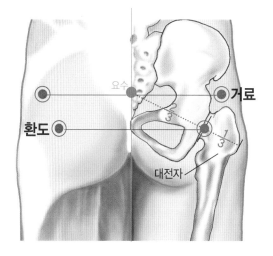

혈 명	적 응 증	위 치
㉛ **풍시** (風市)	하지마비, 좌골신경통, 다리에 힘이 없는 족위무력, 전신가려움증, 고혈압, 두통	넓적다리(대퇴)의 바깥쪽 한가운데, 팔을 쭉 폈을 때 가운뎃손가락 끝이 닿는 곳, 무릎 뒤 오금주름에서 10~11치 근처(골도법)
㉜ **중독** (中瀆)	다리가 붓고 아픈 각기병, 하지마비, 좌골신경통, 무릎관절이 아픈 슬관절통	무릎 뒤 오금주름에서 7치(골도법)
㉝ **슬양관** (膝陽關)	다리가 붓고 아픈 각기병, 하지마비, 슬관절통, 다리에 힘이 없는 족위무력	넓적다리뼈 바깥쪽으로 툭 불거진 뼈의 위쪽으로 움푹 들어가는 곳, 무릎을 구부려 취혈한다.
㉞ **양릉천** (陽陵泉) 근회(筋會) 담경(膽經) 하합혈 (下合穴) 합토혈 (合土穴)	간염, 담낭염, 모든 담 질환, 고혈압, 늑간신경통, 견관절통, 슬관절통, 하지마비, 좌골신경통, 상습성 변비, 냉대하	무릎을 구부렸을 때 무릎 밑 바깥쪽에 있는 장딴지뼈 툭 불거진 곳의 앞쪽에서 손가락으로 누르면 약간 밑으로 움푹 들어가는 곳
㉟ **양교** (陽交)	두통, 간염, 하지운동신경마비, 좌골신경통, 다리에 힘이 없는 족위무력, 얼굴이 붓는 면종	바깥복사뼈 끝의 똑바로 위 7치(골도법), 비골(장딴지뼈) 뒤쪽 가장자리
㊱ **외구** (外丘) 극혈(隙穴)	편두통, 간염, 하지운동마비, 늑막염, 장딴지의 비장근경련, 협늑통, 목이 뻣뻣하고 아픈 경항강통, 광견병(뜸~100장)	양교혈 앞쪽, 비골(장딴지뼈)의 앞쪽 가장자리

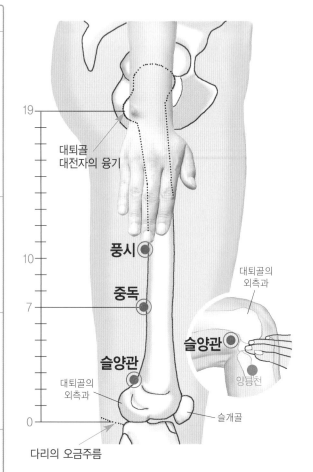

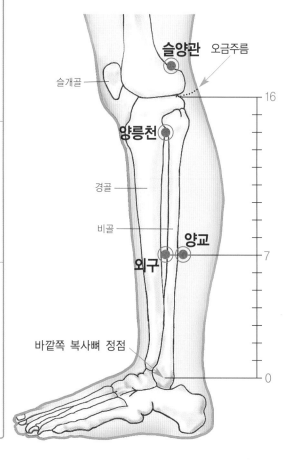

혈 명	적 응 증	위 치
㊲ **광명** (光明) 낙혈(絡穴)	눈의 모든 질환, 야맹증, 시신경 위축, 백내장, 편두통, 하지외측통, 슬관절통	바깥복사뼈 끝에서 똑바로 위 5치(골도법), 비골(장딴지뼈)의 앞쪽 가장자리
㊳ **양보** (陽輔) 경화혈 (經火穴)	편두통, 연주창(경임파선결핵), 하지마비, 무릎이 아픈 슬관절통, 온몸이 아픈 전신동통	바깥복사뼈 끝에서 똑바로 위 4치(골도법), 비골의 앞쪽 가장자리
㊴ **현종** (懸鐘) 수회(髓會)	뒷목이 아픈 낙침, 편두통, 반신불수, 좌골신경통, 늑간신경통, 요통, 슬관절통, 발목 관절통	바깥복사뼈 끝에서 똑바로 위 3치(골도법), 비골의 뒤쪽 가장자리
㊵ **구허** (丘墟) 원혈(原穴)	담낭염, 좌골신경통, 겨드랑이 밑의 임파선염, 발목 관절통, 요통, 두통	바깥복사뼈의 앞쪽 밑에 있는 움푹 들어가는 곳
㊶ **족임읍** (足臨泣) 유목혈 (兪木穴)	편두통, 어지러운 두훈, 눈곱이 끼는 결막염, 유선염, 늑간신경통, 목이 뻣뻣하고 아픈 경항강통	4~5발바닥뼈가 합치는 곳의 앞, 누르면 움푹 들어가는 곳
㊷ **지오회** (地五會)	이명, 유선염, 요통, 발등이 붓고 아픈 족배종통	족임읍혈의 앞쪽 0.5치(동신촌법)
㊸ **협계** (俠谿) 형수혈 (滎水穴)	편두통, 고혈압, 이명, 늑간신경통, 옆구리가 아픈 협늑통, 눈의 충혈	네번째와 다섯번째 발가락이 합치는 곳의 무늬 끝
㊹ **족규음** (足竅陰) 정목혈 (井木穴)	두통, 고혈압, 눈곱이 끼는 결막염, 늑간신경통, 다몽(多夢), 가슴통증	넷째발가락 발톱의 뒤 바깥쪽 모퉁이에서 1푼(약 0.2cm)

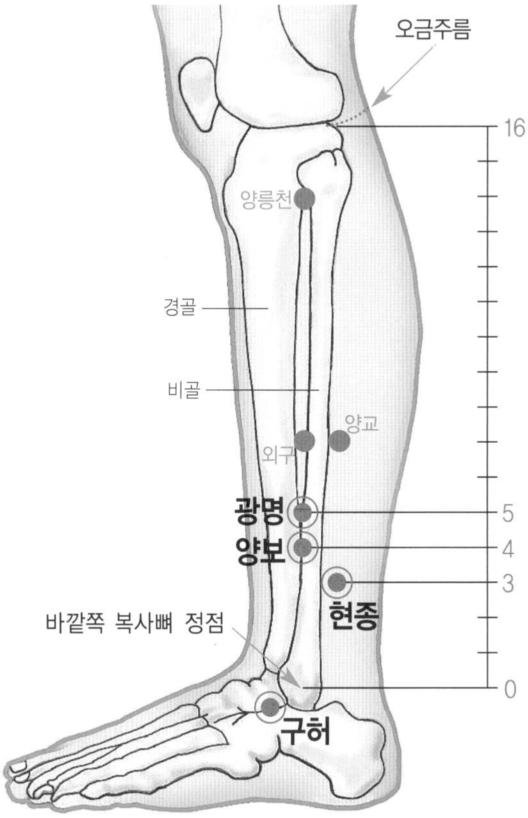

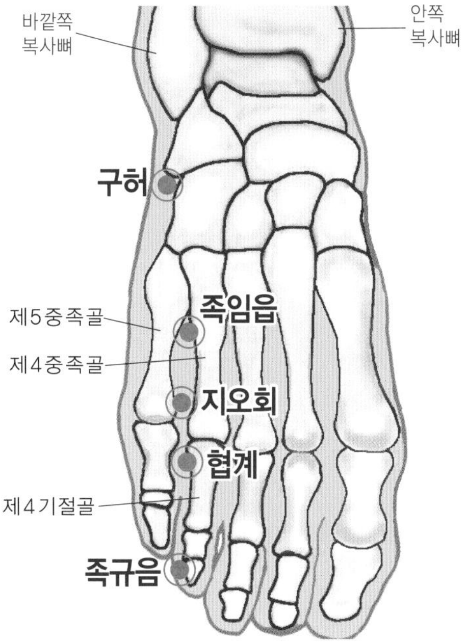

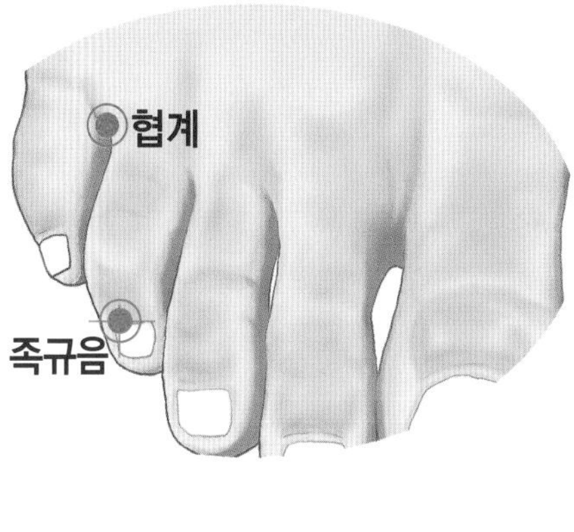

12. 족궐음간경

1) 족궐음간경의 개요

- 정경순위(正經順位) : 12번
- 음양오행 및 육경분류(六經分類) : 음경(陰經), 목경(木經), 족궐음경(足厥陰經)
- 소속 경혈수 : 14혈 · 좌우 28혈
- 시작 혈 : 대돈(大敦), 끝 혈 : 기문(期門)
- 기와 혈의 양 : 소기(少氣), 다혈(多血)
- 유주(流注) 시간 : 1~3시
- 속락(續落) 관계 및 연계 장부(臟腑) :【속 … 간, 낙 … 담】폐(肺), 위(胃), 신(腎), 뇌(腦) 등과도 연관된다.
- 주치범위(主治範圍) 및 작용부위: 간(肝) 질환이다. 그러나 표리관계(表裏關係)인 담(膽) 질환은 물론 안(眼) · 협복부(脇腹部) · 소복부(少腹部) · 하지(下肢) · 비뇨(泌尿) · 생식기(生殖器) 등의 질환에도 작용한다.
- 장부 색채표

육부(六腑) … 담(膽)		오신(五神) … 혼(魂)	
오계(五季) … 춘(春)		오성(五聲) … 호(呼)	
오취(五臭) … 조(臊)		오곡(五穀) … 맥(麥)	
오정(五情) … 노(怒)		오미(五味) … 산(酸)	
오지(五支) … 조(爪)		오근(五根) … 안(眼)	
오성(五性) … 인(仁)		오액(五液) … 루(淚)	
오축(五畜) … 계(鷄)		오변(五變) … 악(握)	
오색(五色) … 청(靑)		오방(五方) … 동(東)	
오악(五惡) … 풍(風)		오과(五果) … 이(李)	
오체(五體) … 근건(筋腱)		발전과정 … 생(生)	

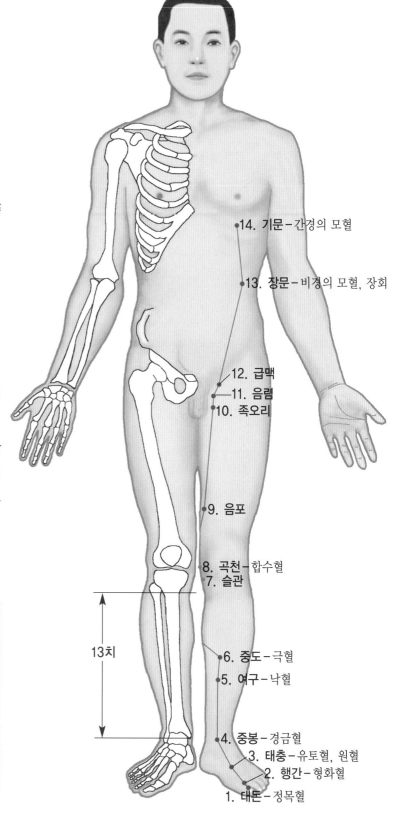

14. 기문 - 간경의 모혈
13. 장문 - 비경의 모혈, 장회
12. 급맥
11. 음렴
10. 족오리
9. 음포
8. 곡천 - 합수혈
7. 슬관
13치
6. 중도 - 극혈
5. 여구 - 낙혈
4. 중봉 - 경금혈
3. 태충 - 유토혈, 원혈
2. 행간 - 형화혈
1. 대돈 - 정목혈

2) 간 질환의 증후(證候)

간은 혈액을 저장한다. 지나친 분노나 억울함은 간병을 일으키는 주요 원인이 된다.

먼저 간의 기능에 이상이 오면 우울한 상태가 되거나 성질이 괴벽하고 즐기기를 싫어하며 가슴이 답답하여 한숨을 쉬고 양쪽의 옆구리가 붓는 것처럼 아파하는 등의 증상이 나타나거나 또는 성질이 조급하고 성내기를 좋아하며 얼굴과 눈이 충혈되고 머리가 아프게 된다.

간이 소화촉진을 하는 기능이 약해지면 트림이 나고 상복부가 막힌 감이 나며 토하고 메스껍고 식사량의 감소, 설사, 부종, 배가 붓는 등의 비위의 소화관련 증상이 나타나기도 한다. 또한 정상적인 담즙의 분비와 배설에 지장을 주어 비위의 소화와

흡수를 방해할 뿐만 아니라, 혈액순환도 장애가 나타나 혈어(血瘀)가 형성되어 옆구리가 아프고 입이 쓰며 먹은 것은 소화되지 않고 심지어 황달이 나타난다.

간이 혈을 저장하는 기능이 약해져 눈에 영양을 공급하지 못하면 눈이 깔깔하고 어지러우며 혹은 야맹증이 나타나고, 힘줄이 혈의 영양을 공급받지 못하면 수족의 마비나 경련이 생기며 사지가 저리고 굴신(屈伸)이 곤란하게 되며, 남자의 경우는 음

낭이 수축하게 되고 여자의 경우는 월경의 양이 적고 심지어 폐경이 생긴다.

또한 반대로 간이 혈을 저장하지 못하여 혈액이 마음대로 순환하게 되면 출혈에 병리변화가 생겨 피를 토하거나 코피 또는 월경과다 등이 나타나고, 손·발톱은 약해져 얇게 말라들고 심하면 변형되고 갈라지기까지 한다.

3) 족궐음간경의 경혈

혈 명	적 응 증	위 치
① 대돈 (大敦) 정목혈 (井木穴)	월경불순, 월경통, 생식기통, 고환염, 유뇨, 혈뇨, 붕루, 히스테리, 간질, 졸도, 실신, 소아경기, 모든 경련, 성병, 목적통 응급처치의 구급혈	엄지발가락의 발톱 뒤 바깥쪽 모퉁이에서 1푼(약 0.2cm) 떨어진 곳
② 행간 (行間) 형화혈 (滎火穴)	두통, 현훈, 눈에 안압이 높아서 생기는 녹내장, 고환염, 생식기통, 월경과다, 목적통, 음부에서 냄새가 날 때, 불면증, 안면신경마비, 소변불리	첫번째와 두번째발가락 사이의 무늬 끝
③ 태충 (太衝) 원혈(原穴) 유토혈 (俞土穴)	두통, 현훈, 고혈압, 불면증, 간염, 유선염, 월경불순, 사지관절이 오싹오싹 쑤시고 아플 때, 인후통, 목적통, 늑간신경통, 요통, 산후에 땀이 많이 흐르는 산후불출한부지	행간혈에서 똑바로 위로 1.5치(동신촌법)
④ 중봉 (中封) 경금혈 (經金穴)	간염, 오줌을 못 누는 요폐, 정액이 저절로 나오는 유정, 생식기가 아픈 음경통, 하복통, 발목관절통, 요통	위경의 해계혈과 비경의 상구혈을 이은 선의 중간, 안쪽복사뼈 앞쪽 밑으로 1치(동신촌법)

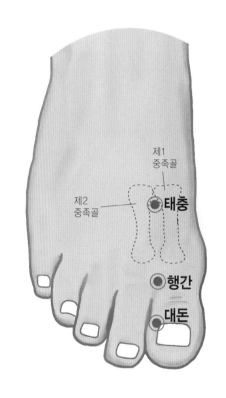

제1
중족골
제2
중족골
태충
행간
대돈

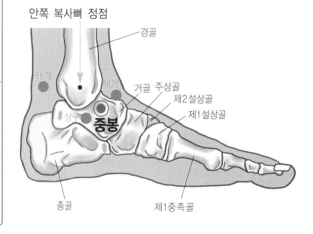

안쪽 복사뼈 정점
경골
태계
해계
거골 주상골
제2설상골
제1설상골
상구
중봉
종골
제1중족골

혈 명	적 응 증	위 치
⑤ **여구** (蠡溝) 낙혈(絡穴)	월경불순, 자궁내막염, 오줌을 못 누는 요폐, 생식기통, 고환염, 성욕항진, 월경이 계속 흐르는 붕루, 냉대하, 요통, 음위(생식기 발기불능)	안쪽복사뼈 끝에서 위쪽으로 5치(골도법), 장딴지 살에 힘을 주었을 때 정강이뼈 뒤에 생기는 움푹 들어가는 곳
⑥ **중도** (中都) 극혈(隙穴)	급성간염, 하지마비, 산후출혈, 생식기통, 아랫배의 하복부경련, 소변불통, 옆구리 통증	여구혈에서 위로 2치(골도법), 정강이뼈 뒤쪽 가장자리
⑦ **슬관** (膝關)	무릎내측통, 슬관절염, 관절이 아픈 통풍	비경의 음릉천혈 뒤쪽으로 1치(동신촌법)
⑧ **곡천** (曲泉) 합수혈 (合水穴)	여성 생식기 염증인 질염, 전립선염, 생식기통, 유정, 음위(생식기 발기불능), 무릎관절이 아픈 슬관절통, 오줌이 자주 마려운 요의빈삭	무릎을 완전히 구부렸을 때 안쪽으로 생기는 오금 가로무늬 끝의 움푹 들어간 곳
⑨ **음포** (陰包)	월경불순, 오줌을 싸는 요실금, 오줌을 못 누는 요폐, 요통, 하복부 냉감, 무릎관절이 아픈 슬관절통	슬개골 끝에서 위쪽으로 4치(골도법)
⑩ **족오리** (足五里)	잠을 많이 자는 기민, 오줌을 못 누는 요폐, 생식기 부위가 가렵고 짓무르는 음부습진, 넓적다리 안쪽의 신경통인 폐쇄신경통, 오줌을 싸는 유뇨	위경의 기충혈에서 똑바로 밑으로 3치(골도법), 넓적다리 안쪽
⑪ **음렴** (陰廉)	월경불순, 생식기통, 불임증, 하지신경통 급마비	위경의 기충혈에서 똑바로 밑으로 2치(골도법)

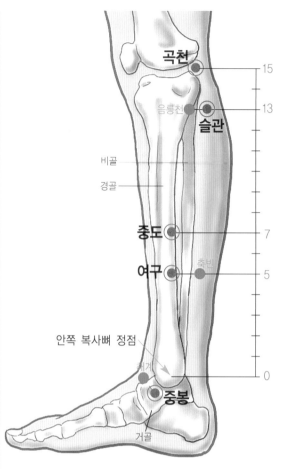

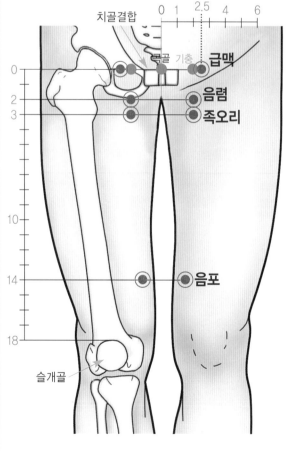

혈 명	적 응 증	위 치
⑫ **급맥** (急脈)	하복통, 생식기통, 자궁이 생식기 밖으로 쳐지는 자궁탈수 등의 부인과 질환, 불알에 물이 차는 음낭수종	임맥의 곡골혈 양쪽 2.5치(골도법)
⑬ **장문** (章門) 장회(臟會) 비경(秘境) 모혈(募穴)	간이 크게 붓는 간비종대, 간염, 장염, 구토, 배가 더부룩한 복창, 옆구리가 아픈 늑간신경통, 사지권태, 식욕부진, 위경련, 위하수, 장명, 적취(뱃속의 덩어리)	열한번째 갈비뼈의 끝 가장자리, 팔꿈치를 구부리고 겨드랑이를 딱 붙였을 때 팔꿈치 끝이 닿는 곳
⑭ **기문** (期門) 간경(肝經) 모혈(募穴)	옆구리가 아픈 늑간신경통, 모든 간 질환, 담낭염, 심장부통	임맥의 거궐혈 양쪽 4치(골도법), 여섯번째 늑간의 안쪽 끝 지점

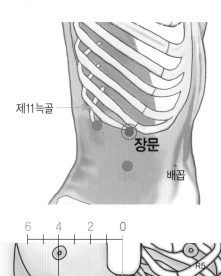

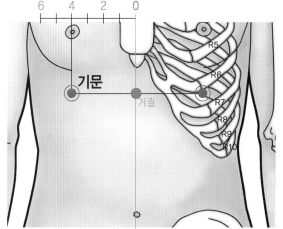

제5장 기경팔맥의 분류 및 경혈의 이해

1. 임맥(任脈)

1) 임맥의 개요

임(任)은 맡는다는 뜻이며 목, 가슴, 배의 가운데를 순행하여 전신의 음경을 담당하므로 음맥의 바다, 즉 '음맥지해(陰脈之海)' 라 부른다.

- 소속 경혈수 : 정중(正中) 24혈(穴)
- 시작 혈 : 회음(會陰), 끝 혈 : 승장(承漿)
- 통혈(通穴) : 열결(列缺)
- 교회혈(交會穴) : 승읍(承泣)~위경(胃經)·은교(齦交)~독맥(督脈)
- 중요혈(重要穴) : 낙혈(絡穴)~구미(鳩尾)
- 임맥은 다른 경맥의 복부 및 가슴부위의 경혈을 찾는 데 기준이 된다.
- 임맥은 그 유주가 표층은 물론 심처까지 흐른다.
- 임맥의 경혈 중에는 십이정경의 12모혈(募穴) 중 다음과 같은 여섯 개의 모혈이 있다.
  ①방광경(膀胱經)의 모혈 … 중극(中極)
  ②소장경(少腸經)의 모혈 … 관원(關元)
  ③삼초경(三焦經)의 모혈 … 석문(石門)
  ④위경(胃經)의 모혈 … 중완(中脘)
  ⑤심경(心經)의 모혈 … 거궐(巨闕)
  ⑥심포경(心包經)의 모혈 … 단중(膻中)

참고 기경(奇經)은 일정한 운행순서가 없기 때문에 운행순위의 일련번호가 없다. 그리고 또 오수혈 및 중요혈 중 모혈·극혈·원혈·유혈 등도 없으며, 각 경맥의 표리관계도 없고, 속락관계 등도 없다.

- 주치범위(主治範圍) 및 작용부위 : 인후·흉복·생식·비뇨·소화 질환·한성방면 질환 등에 작용한다.

2) 임맥의 증후(證候)

임맥에 병이 들면 남자는 7산〔충산(衝疝), 호산(狐疝), 퇴산(癀疝), 궐산(厥疝), 혈산(血疝), 기산(氣疝), 수산(水疝)〕이 생기고, 여자는 적백대하와 아랫배에 적취가 생긴다. 그리고 몸의 앞 가운데에 위치하여 전신 증상 및 내장 질환에 독특한 치료 효과를 나타내며, 또한 손과 발의 음경(陰經)을 관리한다.

3) 임맥의 경혈

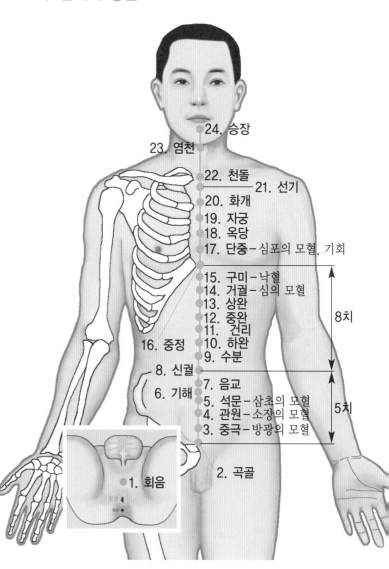

혈 명	적 응 증	위 치
① 회음 (會陰)	물에 빠졌을 때, 질식, 요도염, 전립선염, 월경불순, 기운이 빠져 기진맥진할 때 (휴극), 음부소양증(가려움증), 음부 다한증, 탈항, 유정, 임질, 정신병	남자는 음낭과 항문의 중간, 여자는 후음순 아래쪽 끝과 항문의 중간
② 곡골 (曲骨)	월경불순, 방광염, 고환염, 양기부족(양위), 생식기발기불능(음위), 야뇨, 유정, 복수, 창만	치골결합 위쪽 가장자리 한가운데, 배꼽 똑바로 밑으로 5치(골도법)
③ 중극 (中極) 방광경 (膀胱經) 모혈(募穴)	유뇨, 요폐, 양기부족(양위), 월경불순, 냉대하, 불임증, 요도감염(오줌소태), 월경통, 음부소양증	곡골혈에서 똑바로 위 1치, 배꼽에서 똑바로 밑 4치 (골도법)
④ 관원 (關元) 소장경 (少腸經) 모혈(募穴)	하복통, 설사 곱똥을 누는 이질, 요도감염증, 신장염, 월경불순, 월경통, 냉대하, 양기부족(양위), 발기불능(음위), 유뇨, 전신쇠약 정력증강의 혈	곡골혈에서 똑바로 위 2치, 배꼽에서 똑바로 밑 3치 (골도법)
⑤ 석문 (石門) 삼초경 (三焦經) 모혈(募穴)	월경이 계속 흐르는 붕루, 무월경, 몸이 붓는 부종, 오줌을 못 누는 요폐, 유선염, 소화흡수촉진, 설사, 피임, 고혈압, 몸이 찬 신랭(腎冷)	곡골혈에서 똑바로 위 3치, 배꼽에서 똑바로 밑 1치 (골도법)
⑥ 기해 (氣海)	월경불순, 월경통, 오줌을 싸는 유뇨, 빈뇨, 오줌을 못 누는 요폐, 유정, 요통, 음위, 체질허약, 양기부족 강장과 장수의 혈	곡골혈에서 똑바로 위 3.5치, 배꼽에서 똑바로 밑 1.5치(골도법)
⑦ 음교 (陰交)	월경불순, 월경이 계속 흐르는 붕루, 냉대하, 몸이 붓는 부종, 생식기통, 산후복통, 산후대하부지 및 출혈, 음부소양증, 하복부냉감	곡골혈에서 똑바로 위 4치, 배꼽에서 똑바로 밑 1치 (골도법)

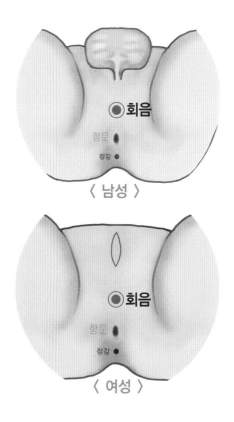

〈 남성 〉

〈 여성 〉

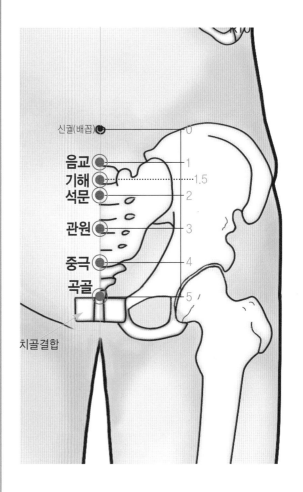

혈 명	적 응 증	위 치
⑧ **신궐** (神闕)	급만성 장염, 이질, 장결핵, 전신이 붓는 수종, 직장탈출, 식중독, 사지궐랭, 변비, 뇌졸중, 인사불성, 졸도, 일사병, 허약체질, 자주 유산하는 유산벽	배꼽 한가운데
⑨ **수분** (水分)	배에 물이 차는 복수, 구토, 설사, 신장염, 몸이 붓는 부종, 전신이 붓는 수종, 복막염, 배에서 소리가 나는 장명	배꼽의 똑바로 위 1치, 중완혈의 똑바로 밑 3치(골도법)
⑩ **하완** (下脘)	소화불량, 위통, 위가 밑으로 쳐지는 위하수, 설사, 구토, 배가 더부룩한 복창	배꼽에서 똑바로 위 2치, 중완혈에서 똑바로 밑 2치(골도법)
⑪ **건리** (建里)	급만성 위장염, 복수, 장명, 복통, 소화불량, 위가 늘어나는 위확장, 위경련, 위하수, 왼쪽 젖가슴이 죄이고 아픈 협심통	배꼽에서 똑바로 위 3치, 중완혈에서 똑바로 밑 1치(골도법)
⑫ **중완** (中脘) 부회(腑會) 위경(胃經) 모혈(募穴)	모든 위 질환, 구토, 정신병, 변비, 설사, 창자가 막히는 장폐색, 모든 육부(위·담·대장·소장·방광·삼초) 질환	배꼽에서 똑바로 위 4치(골도법)
⑬ **상완** (上脘)	급·만성 위염 등 모든 위 질환, 구토, 횡경막경련(딸꾹질), 윗배가 더부룩한 상복부 팽만	배꼽에서 똑바로 위 5치, 중완혈에서 똑바로 위 1치(골도법)
⑭ **거궐** (巨闕) 심경(心經) 모혈(募穴)	왼쪽 젖가슴이 아픈 협심통, 모든 심장 질환, 구토, 위통, 횡경막경련(딸꾹질)	배꼽에서 똑바로 위 6치, 중완혈에서 똑바로 위 2치(골도법)

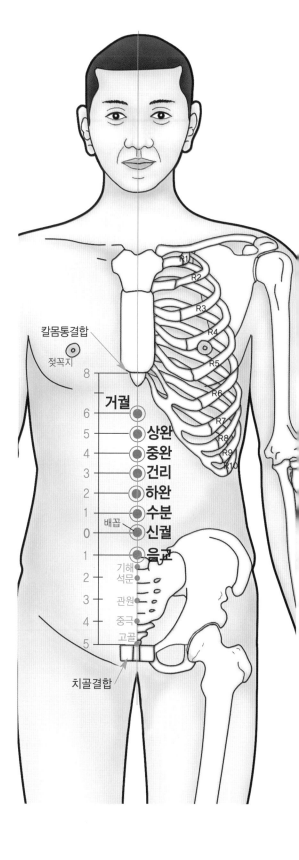

혈 명	적 응 증	위 치
⑮ **구미** (鳩尾) 낙혈(絡穴)	왼쪽 젖가슴을 쥐어짜 듯 아픈 심교통, 횡경 막경련(딸꾹질), 천식, 구토, 급체, 위통	배꼽에서 똑바로 위 7 치(골도법), 칼몸통결 합에서 똑바로 밑 1치 (골도법), 명치뼈의 아 래쪽 가장자리 중간
⑯ **중정** (中庭)	천식, 구토, 음식을 삼 키기 어려운 연하곤란, 아기가 젖을 토하는 소 아토유, 위산과다, 식 도염, 가슴과 옆구리가 뼈근한 흉협창만	앞가슴 칼몸통결합의 가운데 지점
⑰ **단중** (膻中) 기회(氣會) 심포경 (心包經) 모혈(募穴)	기관지천식, 흉통, 유 선염, 젖이 안 나오는 유즙부족, 모든 심장 병, 각혈, 위·식도에 서 나오는 피를 토하는 토혈	흉골(가슴뼈) 한가운 데, 좌우 젖꼭지 사이 의 중간점, 네번째 늑 간의 가운데와 서로 평평한 곳
⑱ **옥당** (玉堂)	기관지염(해수), 기관 지천식, 모든 폐 질환, 늑간신경통, 가슴이 아 픈 흉통	단중혈의 똑바로 위 세번째 늑간의 가운데 와 서로 평평한 가슴 뼈 한가운데
⑲ **자궁** (紫宮)	기관지가 늘어나는 기 관지확장증, 기관지천 식, 가슴이 아픈 흉통, 폐결핵	옥당혈의 똑바로 위 두번째 늑간의 가운데 와 서로 평평한 가슴 뼈 한가운데
⑳ **화개** (華蓋)	기관지염(해수), 기관 지천식, 늑간신경통, 목이 아픈 인후염, 흉 막염	자궁혈의 똑바로 위 첫번째 늑간의 가운데 와 서로 평평한 가슴 뼈 한가운데
㉑ **선기** (璇璣)	기관지천식, 기관지염 (해수), 식도경련, 성문 경련, 목이 붓는 인종, 편도선염, 백일해	천돌혈(목아래패임) 똑바로 밑 1치(동신촌 법), 가슴뼈 윗부분의 한가운데

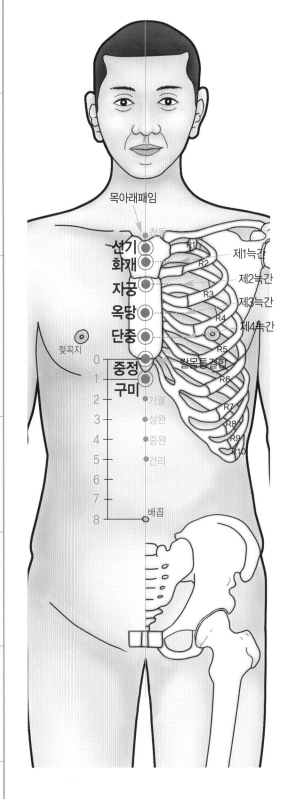

혈 명	적 응 증	위 치
㉒ **천돌** (天突)	성대 질환, 식도경련, 갑상선종대, 인후염, 기관지염, 기관지천식	앞쪽 목 부위, 목아래 패임의 한가운데, 손가락으로 누르면 쑥 들어가는 곳
㉓ **염천** (廉泉)	기관지염, 목이 아픈 인후염, 편도선염, 언어장애, 목이 쉬는 성음시아, 갑자기 말을 못하는 실어증	목 앞에 툭 튀어나온 울대뼈의 약간 위쪽에 움푹 들어가는 곳
㉔ **승장** (承漿)	안면신경마비, 안면근경련, 침을 흘리는 유연, 입 안이 허는 궤양성 구내염, 얼굴이 붓는 안면부종, 삼차신경통, 치통	턱 위 아랫입술 아래쪽의 우묵한 곳

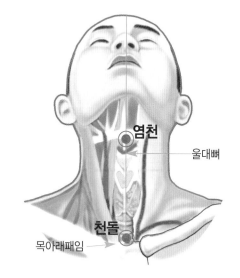

염천
울대뼈
천돌
목아래패임

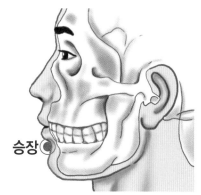

승장

2. 독맥(督脈)

1) 독맥의 개요

독(督)은 감독한다는 뜻이며 머리, 목, 등의 가운데를 순행하여 전신의 양경을 담당하므로 양맥의 바다, 즉 '양맥지해(陽脈之海)'라 부른다.

- 소속 경혈수 : 정중(正中) 28혈
- 시작 혈 : 장강(長强), 끝 혈 : 은교(齦交)
- 통혈(通穴) : 후계(後谿)
- 교회혈(交會穴) : 풍문(風門)~방광경(膀胱經) · 회음(會陰)~임맥(任脈)
- 중요혈(重要穴) : 낙혈(絡穴)~장강(長强)
- 독맥은 다른 경맥의 등 부위의 경혈을 찾는 데 있어 기준이 된다.
- 독맥은 다른 경맥보다 상하의 길항성(拮抗性)이 강하기 때문에 머리에 있는 백회혈은 항문 질환, 항문 부분에 있는 장강혈은 뇌 질환에 아주 특효하다.
- 주치범위(主治範圍) 및 작용부위 : 열성병 질환 · 오장육부 질환 · 요통 · 뇌 질환 · 항문 질환 등에 작용한다.

2) 독맥의 증후(證候)

독맥에 병이 들면 척추가 뻣뻣하여 뒤로 젖혀지거나 머리가 무거울 수 있다. 독맥은 대뇌와 직접 연계되어 있고, 몸의 등 가운데에 위치하여 있으며, 임맥과 연계되어 전신 증상 및 내장 질환에도 독특한 치료 효과를 나타낸다. 또한 손과 발의 양경을 관리한다.

3) 독맥의 경혈

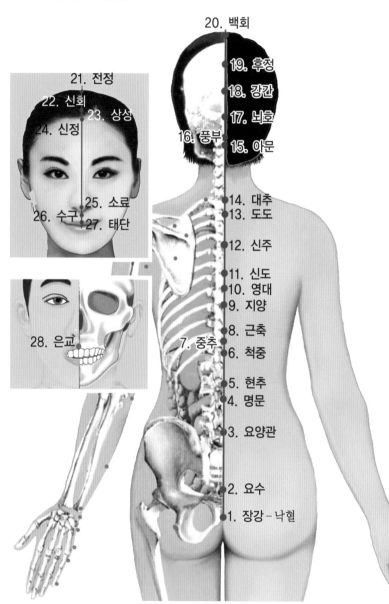

혈　명	적　응　증	위　　치
① **장강** (長强)	치질, 탈항, 음낭습진, 설사, 인공유산, 생식기발기불능, 정신분열증, 전신경련, 소아경기, 유정	꼬리뼈 끝과 항문을 이은 중간 지점

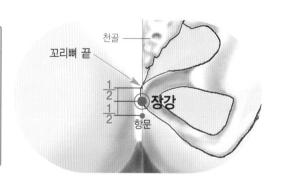

혈 명	적 응 증	위 치
② **요수** (腰兪)	지랄병, 월경불순, 치질로 헐어 있는 지창, 요통, 오줌을 싸는 요실금, 하지마비, 피가 항문으로 흐르는 하혈, 허리가 찬 요부냉감	꼬리뼈 끝에서 똑바로 위 약 3치(동신촌법), 엉치 부위, 응치뼈틈새
③ **요양관** (腰陽關)	허리와 꽁무늬가 아픈 요천부동통, 하지마비, 월경불순, 생식기 발기불능, 만성장염	제4요추극돌기 아래쪽 움푹 들어간 곳, 궁둥이뼈 두 끝을 이은 선의 중간 지점
④ **명문** (命門)	요통, 허리를 삐끗한 요섬, 오줌을 싸는 유뇨, 유정, 발기불능, 냉대하, 자궁내막염, 여성의 성기염증, 척추염, 신장염, 좌골신경통, 이명	등 뒤 한가운데 선의 위, 두번째와 세번째 허리뼈의 툭 튀어나온 곳의 중간 움푹 들어간 곳
⑤ **현추** (懸樞)	이질, 복통, 설사, 탈항, 허리와 등줄기가 뻣뻣하고 아픈 요척강통	등 뒤 한가운데 선의 위, 첫번째 허리뼈 툭 튀어나온 곳의 밑에 있는 움푹 들어간 곳
⑥ **척중** (脊中)	간염, 전간(간질병), 당뇨병, 하지마비, 소아탈항, 허리와 등이 아픈 요배부통	등 뒤 한가운데 선의 위, 열한번째 등뼈 툭 튀어나온 곳의 밑에 있는 움푹 들어간 곳
⑦ **중추** (中樞)	위통, 담낭염, 요배부통, 소아의 소화불량, 식욕부진	등 뒤 한가운데 선의 위, 열번째 등뼈 툭 튀어나온 곳의 밑에 있는 움푹 들어간 곳
⑧ **근축** (筋縮)	간염, 담낭염, 늑막염, 전간(지랄병), 히스테리, 늑간신경통, 불면증, 근육의 이완, 각종 마비성병, 강직성 경련	등 뒤 한가운데 선의 위, 아홉번째 등뼈 툭 튀어나온 곳의 밑에 있는 움푹 들어간 곳

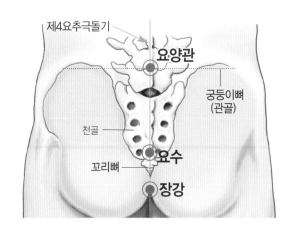

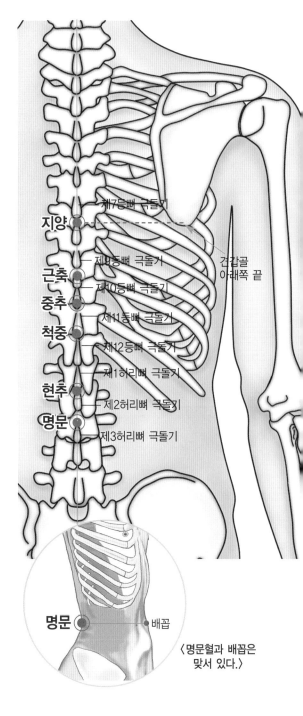

〈명문혈과 배꼽은 맞서 있다.〉

혈 명	적 응 증	위 치
⑨ **지양** (至陽)	말라리아, 기관지천식, 늑막염, 위통, 옆구리가 아픈 늑간신경통, 허리와 등이 아픈 요배통, 전신권태, 피부에서 은가루 같은 것이 떨어지는 은설병	등 뒤 한가운데 선의 위, 일곱번째 등뼈 툭 튀어나온 곳의 밑에 있는 움푹 들어간 곳. 양쪽 견갑골 밑과 같은 높이
⑩ **영대** (靈臺)	기관지천식, 기관지염, 모든 심장병, 위통, 쓸개물이 흐르는 담도에 회충이 들어 있는 병인 담도회충증, 학질(말라리아)	등 뒤 한가운데 선의 위, 여섯번째 등뼈 툭 튀어나온 곳의 밑에 있는 움푹 들어간 곳
⑪ **신도** (神道)	모든 열성병, 모든 심장병, 학질(말라리아), 간질(지랄병), 늑간신경통, 해수(기관지염), 천식, 소아경풍, 모든 정신병	등 뒤 한가운데 선의 위, 다섯번째 등뼈 툭 튀어나온 곳의 밑에 있는 움푹 들어간 곳
⑫ **신주** (身柱)	모든 소아병, 극도의 피로, 소아경풍, 중풍으로 말을 못하는 언어불능증, 히스테리, 정신병, 가슴과 등이 아픈 흉배통, 폐결핵, 기관지염, 기관지천식, 폐렴	등 뒤 한가운데 선의 위, 세번째 등뼈 툭 튀어나온 곳의 밑에 있는 움푹 들어간 곳
⑬ **도도** (陶道)	열이 나는 발열, 학질(말라리아), 두통, 전간(지랄병), 정신분열증, 폐결핵, 두통, 머리가 무거운 두중, 모든 눈병, 감기	등 뒤 한가운데 선의 위, 첫번째 등뼈 툭 튀어나온 곳의 밑에 있는 움푹 들어간 곳
⑭ **대추** (大椎)	열병, 가려움증, 담마진(두드러기), 경항강직통, 습진, 견배통, 기관지염(해수), 기관지천식, 폐결핵, 기미·여드름	등 뒤 한가운데 선의 위, 일곱번째 등뼈 툭 튀어나온 곳의 밑에 있는 움푹 들어간 곳

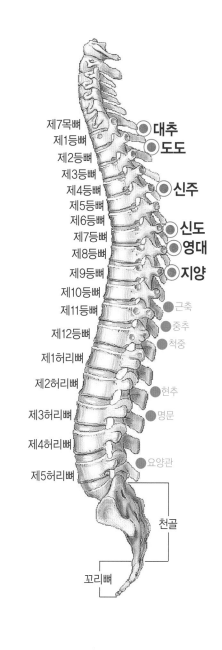

제7목뼈
제1등뼈
제2등뼈
제3등뼈
제4등뼈
제5등뼈
제6등뼈
제7등뼈
제8등뼈
제9등뼈
제10등뼈
제11등뼈
제12등뼈
제1허리뼈
제2허리뼈
제3허리뼈
제4허리뼈
제5허리뼈

대추
도도
신주
신도
영대
지양
근축
중추
척중
현추
명문
요양관
천골
꼬리뼈

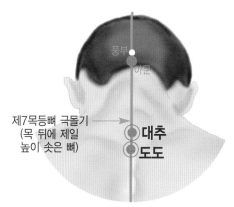

제7목등뼈 극돌기
(목 뒤에 제일
높이 솟은 뼈) → **대추**
도도

혈 명	적 응 증	위 치
⑮ 아문 (啞門)	두통, 전간(지랄병), 뇌성마비, 대뇌발육부전, 히스테리, 정신분열증, 후두통, 목이 뻣뻣한 항강	머리 한가운데 첫번째와 두번째 목뼈 툭 튀어나온 곳의 밑 움푹 들어간 곳
⑯ 풍부 (風府)	목이 뻣뻣하고 아픈 경항강통, 감기, 두통, 뇌졸중 후유증, 말을 못하는 언어불능증, 혈압이 올라가는 혈압항진증	머리카락 경계선에서 위로 1치(골도법), 후두골과 첫번째 목뼈 툭 나온 곳의 사이 움푹 들어간 곳
⑰ 뇌호 (腦戶)	전간(지랄병), 불면증, 두통, 뒷목이 뻣뻣하고 아픈 항부강직통	풍부혈에서 똑바로 위 1.5치(골도법), 뒤통수의 툭 튀어나온 곳의 위쪽 가장자리
⑱ 강간 (强間)	구토, 현훈, 지랄병, 불면증, 두통, 뒷목이 뻣뻣하고 아픈 항부강직통	뇌호혈 똑바로 위 1.5치(골도법)
⑲ 후정 (後頂)	두통, 감기, 불면증, 전간(지랄병)	백회혈의 똑바로 뒤쪽 1.5치(골도법)
⑳ 백회 (百會)	두통, 쇼크, 고혈압, 불면증, 지랄병, 치질, 신경쇠약, 귀에서 소리가 나는 이명 무병장수혈	앞쪽 이마의 머리털이 난 곳에서 뒤쪽으로 5치(골도법)
㉑ 전정 (前頂)	얼굴이 충혈되고 붓는 안면적종, 소아경기, 두통, 지랄병, 뇌빈혈, 뇌충혈	백회혈에서 똑바로 앞으로 1.5치(골도법)
㉒ 신회 (顖會)	얼굴이 하얀 안면창백, 비출혈(코피), 혈압항진, 소아경풍, 두통, 어지러운 현훈, 비염(코감기), 비용(콧속의 군살)	백회혈에서 똑바로 앞으로 3치, 머리카락 경계선에서 똑바로 위로 2치(골도법)

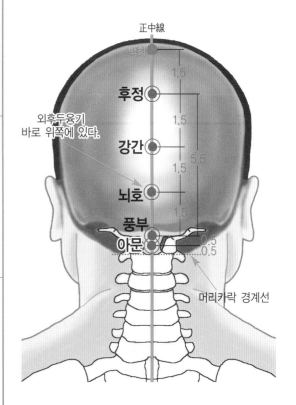

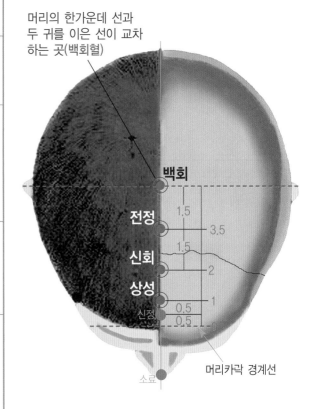

혈 명	적 응 증	위 치
㉓ **상성** (上星)	안면충혈, 정신병, 눈이 아픈 안통, 모든 콧병, 두통, 검은 눈동자가 아픈 각막염	이마의 머리털 난 곳에서 위로 1치(골도법)
㉔ **신정** (神庭)	불면증, 어린이경기, 모든 정신병, 비염(코감기), 두통	앞쪽 이마의 머리털이 난 곳에서 위로 0.5치(골도법)
㉕ **소료** (素髎)	얼굴이 창백해져 쓰러지는 안면창백졸도, 비염(코감기), 비출혈(코피), 주사비(딸기코)	코끝에서 제일 높은 곳
㉖ **수구** (水溝) 인중(人中)	쇼크, 히스테리, 정신분열증, 차멀미, 뱃멀미, 허리를 삐끗한 요섬, 얼굴이 붓는 안면부종, 모든 콧병, 입냄새, 눈·입가의 근육경련	콧마루 아래 윗입술과 코 사이의 홈 가운데, 인중의 한가운데 지점
㉗ **태단** (兌端)	코가 막히는 비폐, 입 안이 허는 구내염, 구취(입냄새), 비용(콧속의 군살), 당뇨병	윗입술 한가운데의 위쪽 끝
㉘ **은교** (齦交)	허리를 삐끗한 요섬, 모든 정신병, 코가 막히는 비색, 입 안이 허는 구강궤양, 황달, 잇몸이 붓고 아픈 치육종통	윗입술을 잡아 올렸을 때 윗입술 중간에 달린 얇은 띠가 잇몸에 붙은 바로 그 곳

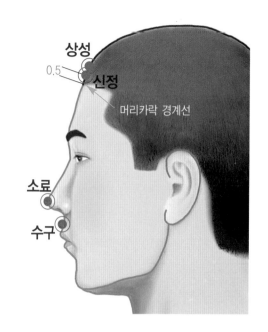

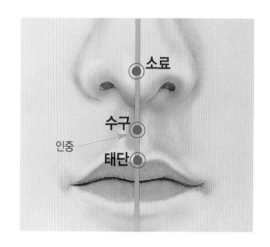

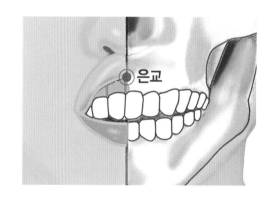

3. 충맥(衝脈)

1) 충맥의 개요

충(衝)은 주요한 길목이라는 의미이며 이 맥은 밑에서 위로 올리가기만 한다. 충맥은 12경맥의 주요한 길목에 있다 하여 '경락의 바다' 라고 한다.

- 소속 경혈수 : 12혈 · 좌우 24혈
- 시작 혈 : 기충(氣衝), 끝 혈 : 유문(幽門)
- 통혈(通穴) : 공손(公孫)
- 교회혈(交會穴) : 기충, 횡골, 대혁, 기혈, 사만, 중주, 황수, 상곡, 석관, 음도, 통곡, 유문 ~ 신경(腎經)
- 주치(主治)범위 및 작용부위 : 심완통 · 흉완만민 · 결흉 · 기급 · 열격 · 반위 · 주식적취 · 장명 · 협창 · 제복통 · 장풍변혈 · 학질 · 태의불하 · 산후운궐 등

2) 충맥의 증후(證候)

충맥에 병이 생기면 유뇨, 산기가 있고 아랫배에서 기운이 올려받치며 가슴이 아프고 소변이 잘 통하지 않고, 목구멍이 마른다.

3) 충맥의 경혈

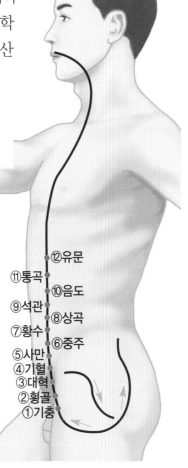

⑫유문
⑪통곡 ⑩음도
⑨석관 ⑧상곡
⑦황수 ⑥중주
⑤사만
④기혈
③대혁
②횡골
①기충

〈 충맥의 유주도(流注圖) 〉

4. 대맥(帶脈)

1) 대맥의 개요

대(帶)는 그 맥이 졸라매는 작용을 하여 겨드랑이 아래 허리에 가로로 힌 바퀴 돌아가면시 음양의 여러 경맥을 묶는다.

- 소속 경혈수 : 3혈 · 좌우 6혈
- 시작 혈 : 대맥(帶脈), 끝 혈 : 유도(維道)
- 통혈(通穴) : 임읍(臨泣)
- 교회혈(交會穴) : 대맥, 오추, 유도 ~ 담경(膽經)
- 주치(主治)범위 및 작용부위 : 중풍수족탄탄 · 지체통마구련 · 발열 · 두풍통 · 경향통 · 폐협종 · 목적통 · 치통 · 인종 · 두현 · 이롱 · 피부풍진 · 근맥견인불서 · 퇴협늑동통 등

2) 대맥의 증후(證候)

대맥에 병이 생기면 배가 창만하고 허리는 물 속에 앉아 있는 것처럼 차가우며, 여자는 아랫배가 아프고 월경이 고르지 못하여 적백대하가 생긴다.

3) 대맥의 경혈

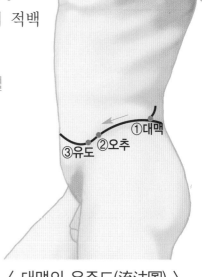

①대맥
②오추
③유도

〈 대맥의 유주도(流注圖) 〉

5. 양교맥(陽蹻脈)

1) 양교맥의 개요

교(蹻)는 민첩하다는 뜻이며, 또 발 뒤축이라는 별명이다. 이 맥은 바깥쪽 복사뼈의 발뒤축에서 시작하여 위로 간다 하여 양교라고 한다.

- 소속 경혈수 : 13혈 · 좌우 26혈
- 시작 혈 : 신맥(申脈), 끝 혈 : 풍부(風府)
- 통혈(通穴) : 신맥(申脈)
- 교회혈(交會穴) : 신맥, 복삼, 부양~방광경(膀胱經) · 거료~담경(膽經) · 노수~소장경(少腸經) · 거골, 견우~대장경(大腸經) · 지창, 승읍~위경(胃經) · 정명~방광경(膀胱經) · 풍지~담경(膽經) · 풍부~독맥(督脈)
- 주치(主治)범위 및 작용부위 : 요배강직 · 퇴종 · 오풍 · 자한 · 두통 · 두한출 · 목적통 · 미능골통 · 골절동통 · 수족마비 · 구련 · 궐역 · 결유 · 이롱 · 비뉵 · 전간 · 편신종만 등

2) 양교맥의 증후(證候)

양교맥에 병이 생기면 음기는 부족하고 양기는 편승되어 잠을 못 잔다. 또한 전간, 요통 등의 증상이 생긴다.

3) 양교맥의 경혈

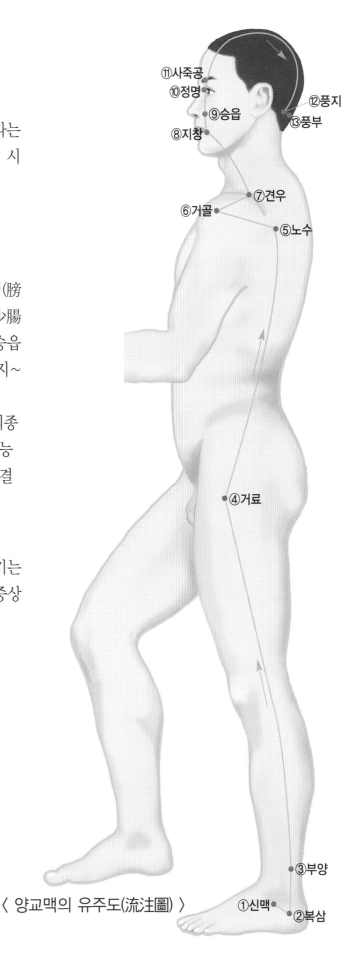

⑪사죽공
⑩정명
⑫풍지
⑨승읍
⑬풍부
⑧지창
⑦견우
⑥거골
⑤노수
④거료
③부양
①신맥
②복삼

〈 양교맥의 유주도(流注圖) 〉

6. 음교맥(陰蹻脈)

1) 음교맥의 개요

교(蹻)는 민첩하다는 뜻이며, 또 발뒤축이라는 별명이다. 이 맥은 안쪽 복사뼈의 발뒤축에서 시작하여 위로 간다 하여 음교라고 한다.

- 소속 경혈수 : 7혈 · 좌우 14혈
- 시작 혈 : 연곡(然谷), 끝 혈 : 정명(睛明)
- 통혈(通穴) : 조해(照海)
- 교회혈(交會穴) : 연곡, 태계, 교신~신경(腎經) · 결분, 인영~위경(胃經) · 정명~방광경(膀胱經)
- 주치(主治)범위 및 작용부위 : 인후기색 · 소변임력 · 방광기통 · 장명 · 장풍 · 하혈 · 토사 · 반위 · 대변곤란 · 혼미 · 난산 · 복중적취 · 흉격애기 · 황달 등

2) 음교맥의 증후(證候)

음교맥에 병이 생기면 양기가 부족하고 음기가 편승하여 잠이 많이 오며, 전간 · 하복부통, 남자는 산기, 여자는 대하가 멎지 않는다.

3) 음교맥의 경혈

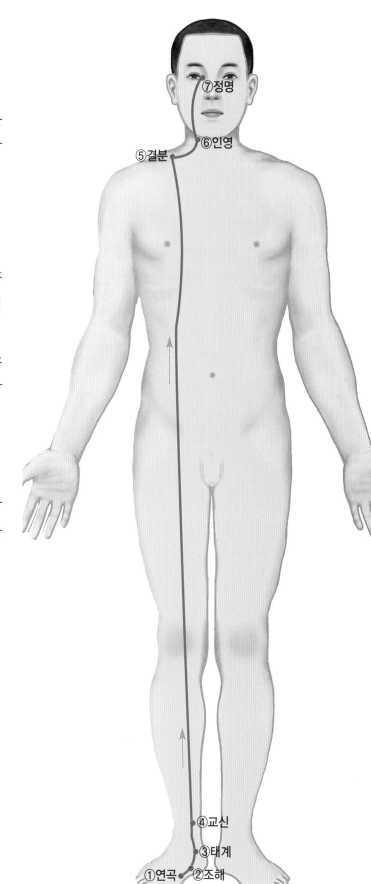

〈 음교맥의 유주도(流注圖) 〉

7. 양유맥(陽維脈)

1) 양유맥의 개요

유(維)는 얽어맨다는 뜻이며, 모든 양경 사이를 운행하면서 얽어매는 것을 양유라고 한다.

- 소속 경혈수 : 18혈·좌우 36혈
- 시작 혈 : 금문(金門), 끝 혈 : 아문(啞門)
- 통혈(通穴) : 외관(外關)
- 교회혈(交會穴) : 금문~방광경(膀胱經)·거료 ~담경(膽經)·비노~대장경(大腸經)·노수~ 소장경(少腸經)·천료~삼초경(三焦經)·견정 ~담경(膽經)·두유~위경(胃經)·본신, 양백, 임읍, 목창, 정영, 승령, 뇌공, 풍지~담경(膽 經)·풍부, 아문~독맥(督脈)
- 주치(主治)범위 및 작용부위 : 상한발열한출 ·지절종통·두항동통·미능골통·사지불수 ·도한·파상풍·슬부유한냉감·각근종통· 목적종통 등

2) 양유맥의 증후(證候)

양유맥에 병이 생기면 한열이 많다. 양유는 모든 양을 운행하면서 위(衛)를 주관한다. 위는 기(氣)이고 기는 표에 있는 까닭에 한열이 난다. 또 팔다리에 힘이 없다.

3) 양유맥의 경혈

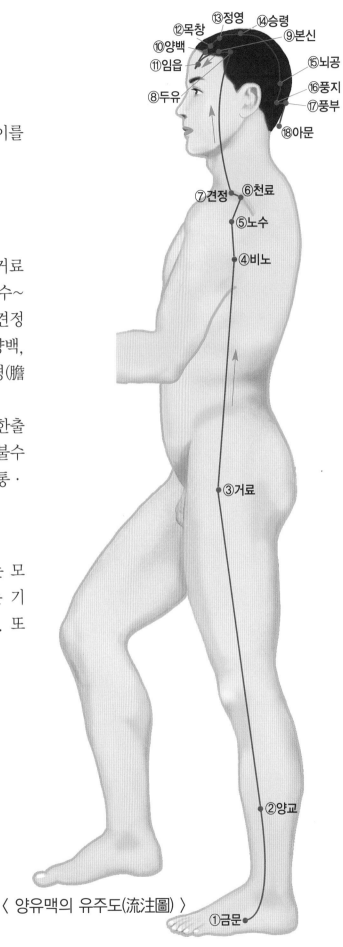

〈 양유맥의 유주도(流注圖) 〉

8. 음유맥(陰維脈)

1) 음유맥의 개요

유(維)는 얽어맨다는 뜻이며, 모든 음경 사이를 운행하면서 얽어매는 것을 음유라고 한다.

- 소속 경혈수 : 8혈 · 좌우 16혈
- 시작 혈 : 축빈(築賓), 끝 혈 : 염천(廉泉)
- 통혈(通穴) : 내관(內關)
- 교회혈(交會穴) : 축빈~신경(腎經) · 기충, 부사, 대횡, 복애~비경(脾經) · 기문~간경(肝經) · 천돌, 염천~임맥(任脈)
- 주치(主治)범위 및 작용부위 : 흉완만민비창 · 장명설사 · 탈항 · 반위열격 · 복중비괴견횡 · 협늑동통 · 부녀협통 · 심통 · 결흉 · 상한 · 학질 등

2) 음유맥의 증후(證候)

음유맥에 병이 생기면 가슴앓이가 많다. 음유는 음을 운행하게 해서 영(營)을 주관한다.

3) 음유맥의 경혈

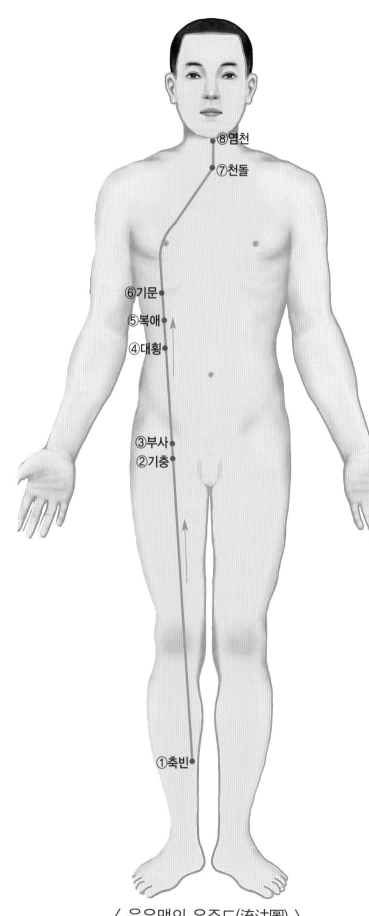

〈 음유맥의 유주도(流注圖) 〉

부록

점자출혈

• 점자출혈을 하는 혈위(穴位)

십왕(十王)	사봉(四縫)
십선(十宣)	수십이정혈(手十二井穴)
삼상(三商)	기단(氣端)
팔풍(八風)	팔사(八邪)

1. 꼭 찔러 피를 짜는 침법

자락(刺絡)요법은 자혈(刺血)요법이라고도 하는데 이 자법은 '삼릉침 등으로 환자의 체표의 얕은 곳에 있는 혈관을 찔러 터뜨려 약간의 혈액을 짜내어서 병을 치료하는 한 가지 침법이다'라고 정의하고 있다.

최신 침구요법에서는 이 자락요법을 아주 많이 쓰고 있는데 고대 구침(九針) 중에서 봉침(鋒針)이 이 침법에 쓰던 것이며, 확실히

- 개규설열(開竅泄熱; 막힌 구멍을 열어주어 열을 내려 줌),
- 활혈(活血; 피가 잘 돌게 함),
- 소종(消腫; 부은 것을 가라앉게 함)

등의 작용이 있음이 실제 병을 고치는 데 확실히 증명되어 침자치료에 중요하게 쓰여지고 있다고 적혀 있다.

2. 황제내경의 자락(刺絡)요법

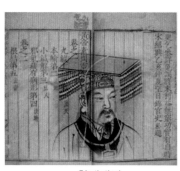

황제내경

『황제내경』'영추(靈樞)'의 관침편에는 침을 놓는 자법에 구자법(九刺法), 십이자법(十二刺法), 오자법(五刺法)이 있다고 적혀 있는데 이 가운데서 꼭 찔러 피를 짜는 침법을 '자락(刺絡)'이라 하였다. 이 내용을 보면 꼭 찔러서 피를 짜내는 것은 아주 먼 옛날부터 전해져 내려오고 있었다.

3. 점자출혈을 하는 병

전통의학에서는 갑자기 생기는 병에는 졸(卒~갑자기) 자가 붙는다. 즉,

- 졸도(卒倒; 갑자기 쓰러져 인사불성이 됨)
- 졸중(卒中; 갑자기 중풍을 맞음)
- 졸복통(卒腹痛; 갑자기 배가 아픔)

등과 같이 멀쩡하던 사람이 갑작스럽게 정신을 잃고 쓰러지거나 아파서 고통을 참기 어려울 때 목숨을 구하고, 고통을 멈추게 하는 침법이 대부분 꼭 찔러서 피를 짜내는 점자출혈법인 것이다.

이 경우는 삼릉침은 말할 것도 없지만 이것의 대용이 되는 바늘, 옷핀, 심지어는 유리 조각으로 찔러서 피만 내면 되기 때문이다.

사람이 살아가다 보면 뜻하지 않게 갑자기 생명을 앗아갈 위급한 병을 맞게 되는 경우가 흔히 있는데, 더욱이 요즈음과 같이 복잡한 생활 환경 속에서는 더 자주 발생한다.

점자출혈법만 알고 있으면 능히 해결할 수 있는 병들이 많아, 이 침법은 구급(救急)요법에 쓰인다고 말할 수 있다. 점자출혈을 하는 병증은 치료편에서 설명된다.

4. 점자출혈에 쓰이는 침의 종류

1) 삼릉침의 대용으로 쓰이는 것

삼릉침이 없는 경우에는 바늘, 귀이개, 주사바늘, 수술용 칼, 옷핀, 사무용 핀, 사기 조각, 굵은 침, 유리조각 등, 찔러서 피가 날 수 있는 뾰족한 것이면 무엇이든 좋다.

2) 더욱 개량된 무통 삼릉침

마치 만년필 또는 볼펜 모양처럼 만든 삼릉침인데, 점자출혈시 거의 통증을 느끼지 않고 편리하여

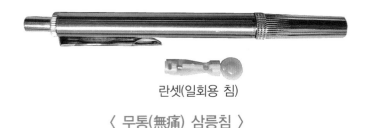

란셋(일회용 침)

〈 무통(無痛) 삼릉침 〉

무통(無痛) 삼릉침이라 부른다. 1990년대 초부터 제작 판매되고 있는데 삼릉침을 끼웠다 뺐다 할 수 있으며, 속에는 아주 강력한 스프링이 있어 뒷부분만 눌러주면 자동으로 점자가 된다.

5. 점자출혈을 하는 요령

스프링 삼릉침은 점자의 깊이를 조절하고 난 후에 끝을 점자할 곳에 대고 뒷부분을 톡 쳐주면 점자가 되고, 무통 삼릉침은 깊이의 조절을 하지 않고 점자할 곳에 대고 뒤쪽 머리 부분을 엄지손가락으로 꾹 눌러주면 자동으로 점자된다.

그러나 일반 삼릉침 및 대용으로 쓰는 바늘, 귀이개 끝 및 옷핀 등으로 점자출혈을 할 때에는 약간의 연습을 하여 요령을 터득해야 한다.

오른손에 삼릉침 · 바늘 · 귀이개 등을 잡는 요령은 글씨를 쓸 때 볼펜을 잡듯이 하는데, 침 끝을 가운뎃손가락 끝에 꼭 붙여서 잡고, 침 끝만이 약 1~2mm 정도 손가락 끝보다 더 나오게 잡는다. 그리고 왼쪽 손의 엄지와 집게손가락 끝으로 점자할 곳을 꼭 눌러 잡은 다음에 오른쪽 손에 잡은 침 끝을 점자할 곳에 아주 가까이 대고 재빨리 꼭 찌르고 뺀다.

찌른 다음에는 즉시 피를 짜낸다. 너무 많이 짜낼 것 없이 두서너 방울만 짜낸다. 그러나 고혈압 환자의 경우는 많이 짜내는 것도 효과적이다.

사진과 그림을 참고하여 한두 번만 연습하거나 실제로 해 보면 금방 익힐 수 있다.

• 삼릉침으로 점자출혈하는 모습 •

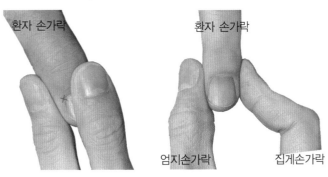

환자 손가락   환자 손가락

엄지손가락   집게손가락

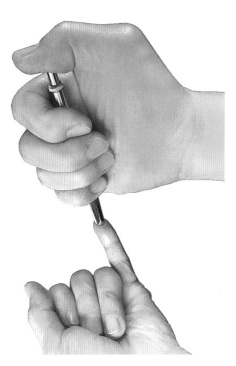

삼릉침으로 새끼손가락
끝을 점자출혈하는 모습

6. 몸에서 점자출혈을 많이 하는 부위

점자출혈을 많이 하는 부위는 대체적으로 몸의 말단부(末端部), 즉 끝부분이다.

- 머리 끝 – 두정부(頭頂部)
- 코 끝 – 비첨부(鼻尖部)
- 귀 끝 – 이첨부(耳尖部)
- 손가락 끝 – 지단부(指端部)
- 발가락 끝 – 지단부(趾端部)
- 혀 끝 – 설첨부(舌尖部) 등이다.

말단부가 아닌 곳도 있기는 하지만 그리 많지 않다. 위에 소개한 말단 부위는 그림과 같다.

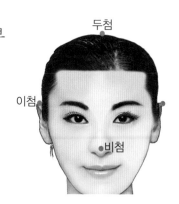

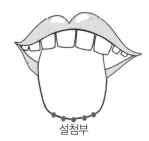

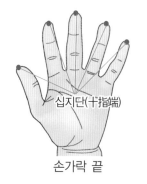

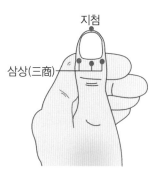

7. 점자출혈과 몇 가지 구급처방

1) 뇌졸중의 구급

중풍으로 어지러워 쓰러지려고 할 때의 점자출혈 부위는…

- 열 손가락 끝 – 십지단(十指端)
- 열 발가락 끝 – 십지단(十趾端)
- 귀 끝 – 이첨(耳尖)
- 혀 끝– 설첨(舌尖)

※ 피를 많이 짜낸다.

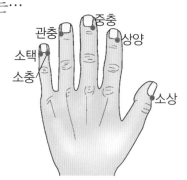

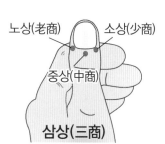

2) 감모(感冒) – 유행성, 또는 그냥 감기

급작스럽게 감기가 오고 고열이 날 때의 점자출혈 부위는…

- 엄지손가락 손톱 뒤쪽 – 삼상(三商)
- 귀 끝 – 이첨(耳尖)
- 집게손가락 손톱 뒤쪽 – 상양(商陽)

3) 급체(急滯)

먹은 것이 체하였을 때의 점자출혈은…

- 엄지손가락 손톱 뒤 모퉁이 안쪽 – 소상(少商)
- 엄지발가락 발톱 뒤 모퉁이 안쪽 – 은백(隱白)

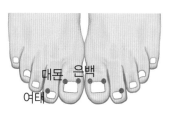

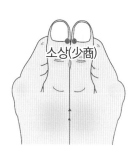

4) 소아경기(小兒驚氣)

고열이 나고 헛소리를 하고 사지를 뒤틀 때의 점자출혈은…

- 십선(十宣), 수12정혈(手十二井穴), 풍관(風關),
  연구(燕口), 전후은주(前後隱珠), 인당(印堂)

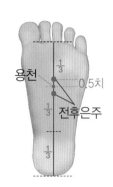
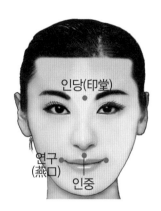

5) 쇼크 · 인사불성 · 혼미(昏迷)

얼굴이 창백해지고 이마에서 식은땀이 나고 까무러칠
때의 점자출혈은…

- 열 손가락 끝 – 십선(十宣)
- 인중을 손톱으로 몇 번 누른다.

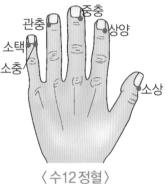
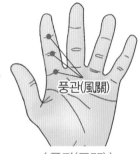

〈수12정혈〉   〈풍관(風關)〉

6) 소아(小兒)가 설사하고 음식을 안 먹을 때

- 손가락 안쪽 – 사봉(四縫)

7) 소아가 고열이 나고 밤에 자지 않고 울며 보챌 때

- 소상, 상양, 소택, 이첨(耳尖 ; 귀 끝)

8) 급성고열(急性高熱)

갑작스럽게 원인을 알 수 없는 열이 오를 때의 점자출혈은…

- 십선(十宣), 이첨(耳尖), 기단(氣端), 상양(商陽), 소충(少衝)

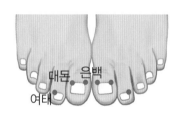

9) 급성결막염

풀장 등에서 눈병을 옮아 눈이 충혈되고 눈곱이 끼며 몹시
아플 때의 점자출혈은…

- 이첨(耳尖), 상양(商陽), 대돈(大敦), 인당(印堂), 태양(太陽)

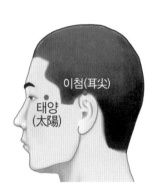

10) 불안심계(不安心悸)

불안하고 가슴이 두근거리며 일이 손에 잡히지 않을 때의 점자출혈은…

- 소충(少衝), 중충(中衝), 용천(湧泉), 관충(關衝)

11) 혈압이 떨어질 때

- 십선(十宣), 발가락 끝

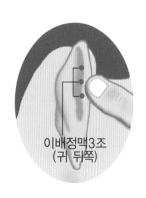
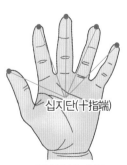

12) 피부 소양증(搔痒症 ; 가려움증)

음식을 잘못 먹거나 약을 잘못 먹어 몸이 가렵거나
두드러기가 날 때의 점자출혈은…

- 소상(少商), 상양(商陽), 은백(隱白), 대돈(大敦),
  여태(厲兌), 이배정맥3조(耳背靜脈三條)

〈십선(十宣)〉

9. 점자출혈하는 혈위(穴位)

십왕(十王)

- 위치 및 취혈요령 ; 열 손가락의 등쪽 손톱 뿌리의 중앙에서 피부로 약 0.1치 들어간 곳, 좌우 합쳐서 10혈이 바로 십왕(十王)이다.
- 주치(主治) ; 중서(中暑; 더위를 먹어서 생기는 병)·급성위장염·감기

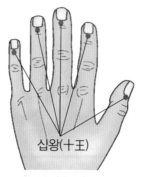

〈십왕(十王)〉

사봉(四縫)

- 위치 및 취혈요령 ; 집게손가락부터 새끼손가락의 두번째 가로무늬의 가운뎃 점이 사봉(四縫)이다. 또는 세번째 가로무늬의 가운데가 사봉(四縫)이라고도 한다.
- 주치(主治) ; 백일해·소아(小兒)소화불량·소아감적(小兒疳積; 기생충으로 생기는 병)·손가락관절염

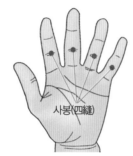

〈사봉(四縫)〉

십선(十宣)

- 위치 및 취혈요령 ; 두 손 열 손가락 끝에서 취혈한다. 양 손 열 손가락의 끝으로서 손톱으로부터 약 0.1치 지점이 십선(十宣)이다.
- 주치(主治) ; 쇼크·혼수(昏睡)·고열·중서(中暑)·전간(癲癇)·히스테리·소아경풍(小兒驚風)·지단마목(指端麻木)·뇌졸중

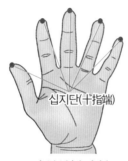

〈십선(十宣)〉

수12정혈(手十二井穴)

- 위치 및 취혈요령 ; 양 손의 십지단(十指端)에서 취혈한다. 소상(少商)혈, 대장경의 상양(商陽)혈, 심포경의 중충(中衝)혈, 삼초경의 관충(關衝)혈, 심경의 소충(少衝)혈, 소장경의 소택(少澤)혈의 좌우 12혈이 수십이정혈이다.
- 주치(主治) ; 혼미구급(昏迷救急)·고열·소아경풍·뇌졸중

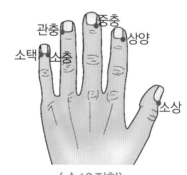

〈수12정혈〉

삼상(三商)

- 위치 및 취혈요령 ; 삼상이란 소상(少商), 중상(中商), 노상(老商)의 세 혈인데, 엄지손가락 손톱 뿌리 부분에서 취혈한다. 소상은 폐경의 혈이다. 중상은 엄지손가락의 손톱뿌리의 한가운데에서 0.1치 지점이다. 노상은 엄지손가락 손톱뿌리의 안쪽 끝에서 0.1치 지점이다.
- 주치(主治) ; 유행성감기·편도선염·고열·이하선염(耳下腺炎)

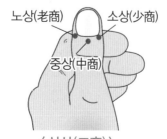

〈삼상(三商)〉

기단(氣端)

- 위치 및 취혈요령 ; 발가락 끝에서 취혈한다. 양쪽 열 발가락 끝 발톱에서 약 0.1치 지점이 기단(氣端)이다.

• 주치(主治) ; 중풍혼미(中風昏迷) · 족지(足趾)마비 · 족배홍종(足背紅腫) · 각기 · 졸복통(猝腹痛)

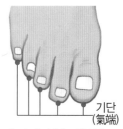

〈 십지단(十趾端) 〉

팔풍(八風)

• 위치 및 취혈요령 ; 발등의 엄지발가락부터 새끼발가락 사이의 갈라진 우묵한 곳으로 좌우 합 8혈을 말한다. 팔풍혈에는 행간(行間), 내정(內庭), 협계(俠谿)의 3혈이 포함되어 있다.
• 주치(主治) ; 두통, 치통, 위통, 월경불순, 학질, 말초신경염, 족배급족지홍종(足背及足趾紅腫)

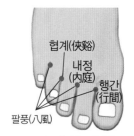

〈 팔풍(八風) 〉

팔사(八邪)

팔사(八邪)를 팔관(八關) 또는 팔사팔혈(八邪八穴)이라고도 한다. 경외기혈(經外寄穴)이다.

• 위치 및 취혈요령 ; 손등 쪽 열 손가락이 갈라진 사이에 있는 8개 혈에서 취혈한다. 대도(大都) · 상도(上都) · 중도(中都) · 하도(下都)혈의 4혈이 팔사혈에 해당된다. 또는 주먹을 가볍게 쥐고 손등의 중수골두(中手骨頭) 사이 4곳으로서 좌우 합쳐서 8혈이 팔사이다.
• 주치(主治) ; 인후통 · 치통 · 항통(項痛 ; 목덜미가 아픈 증상) · 두통 · 손가락의 마비 · 손가락 관절의 질환

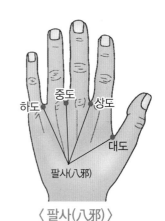

〈 팔사(八邪) 〉

족(足)12정혈

은백(隱白), 대돈(大敦), 여태(厲兌), 족규음(足竅陰), 지음(至陰), 용천(湧泉)으로 좌우 합 12혈을 말한다.

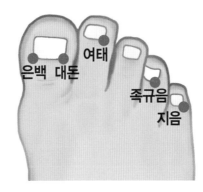

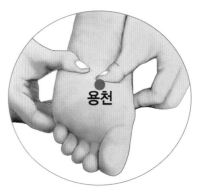

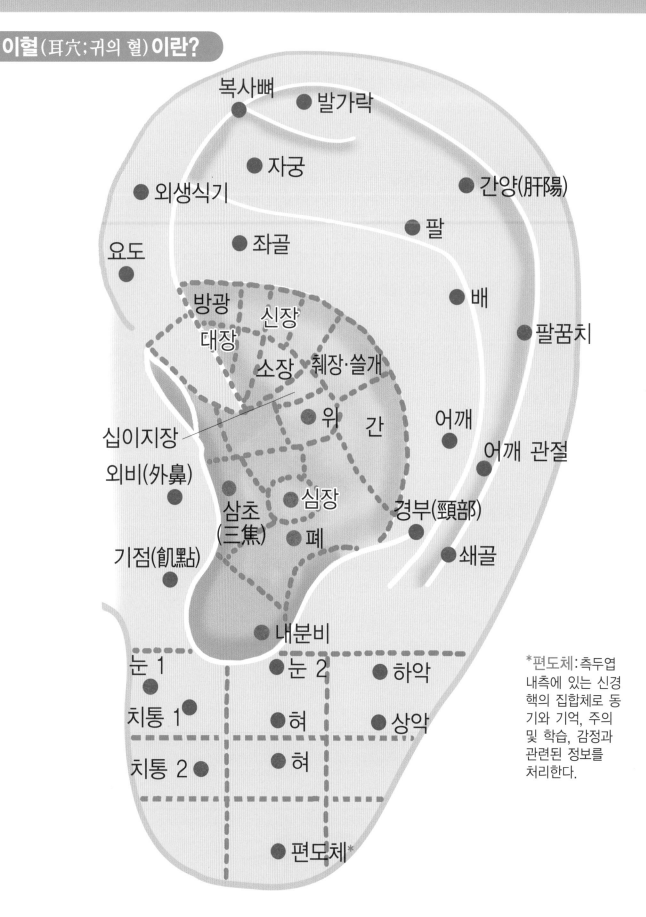

복사뼈
발가락
자궁
외생식기
간양(肝陽)
요도
좌골
팔
방광
신장
배
대장
팔꿈치
소장 췌장·쓸개
십이지장
위 간
어깨
외비(外鼻)
어깨 관절
삼초
(三焦)
심장
경부(頸部)
폐
기점(飢點)
쇄골
내분비
눈 1
눈 2
하악
치통 1
혀
상악
치통 2
혀
편도체*

*편도체:측두엽 내측에 있는 신경핵의 집합체로 동기와 기억, 주의 및 학습, 감정과 관련된 정보를 처리한다.

고대 이집트나 그리스에서는 귀걸이를 이용하여 전신 치료를 했고 중국의 『황제내경』이나 우리나라의 『동의보감』에서도 귀를 이용한 치료법이 자세하게 기록되어 있을 정도로 오랫동안 폭넓게 사용해 왔다.

귀에 있는 경혈은 경락상에 나타나는 것은 아니지만 경혈과 똑같이 작용하는 반응점이 있다. 따라서 귀에 있는 경혈을 자극해 주면 관련되는 장기의 조절이 가능하나는 것이다.

자극을 주는 방법은 자석을 귀 앞뒤로 붙여서 자극을 주기도 하고, 표족한 침이 붙은 점착 테이프를 특정 부위에 붙여서 자극의 효과를 극대화하기도 한다. 가장 간편한 방법은 뾰족한 이쑤시개나 볼펜 심 등을 이용한다.

※ 색깔이 있는 글자는 **경외기혈**(經外奇穴), **굵은 글자**는 12경락과 기경팔맥임.

주요 참고 문헌

- 《WHO/WPRO 표준경혈 위치》한국한의학연구원, 대한침구학회, 경락경혈학회著 WHO 서태평양지역사무처刊
- 《鍼灸處方集 上下》崔相玉著 正統鍼灸學硏究會刊
- 《經絡經穴學 상용혈 취혈자침》正統鍼灸學硏究會刊
- 《동양의학의 기초》옥은성著 신광출판사刊
- 《심주섭 할아버지의 뜨겁지 않은 쑥뜸 치료법》김용태著 서울문화사刊
- 《韓藥學槪論》신일상사刊
- 《알기 쉬운 경혈학》장성환著 성보사(부설 전통의학 연구소)刊
- 《생활 침뜸학》정민성著 학민사刊
- 《경혈 지압 마사지 324》산차이원화著 국일미디어刊
- 《지압 건강법》편집부편 서림문화사刊
- 《지압 동의보감》김창완 · 김용석著 중앙생활사刊
- 《침술 · 자기 · 지압 건강법》한국성인병 예방 연구회편
- 《한의학 입문》이병국著 침코리아刊
- 《경락이란 무엇인가》이병국著 침코리아刊
- 《경혈도 상 · 하》이병국著 침코리아刊
- 《경혈을 찾는 법》이병국著 침코리아刊
- 《우리 몸의 경혈 상 · 중 · 하》이병국著 침코리아刊
- 《최신 경혈학》이병국著 침코리아刊
- 《361 지압 경혈 백과》최수찬著 지식서관刊
- 《361 지압 · 경혈 수첩》최수찬著 지식서관刊
- 《증상별 맞춤 경혈 치료법》지식서관 편집부刊

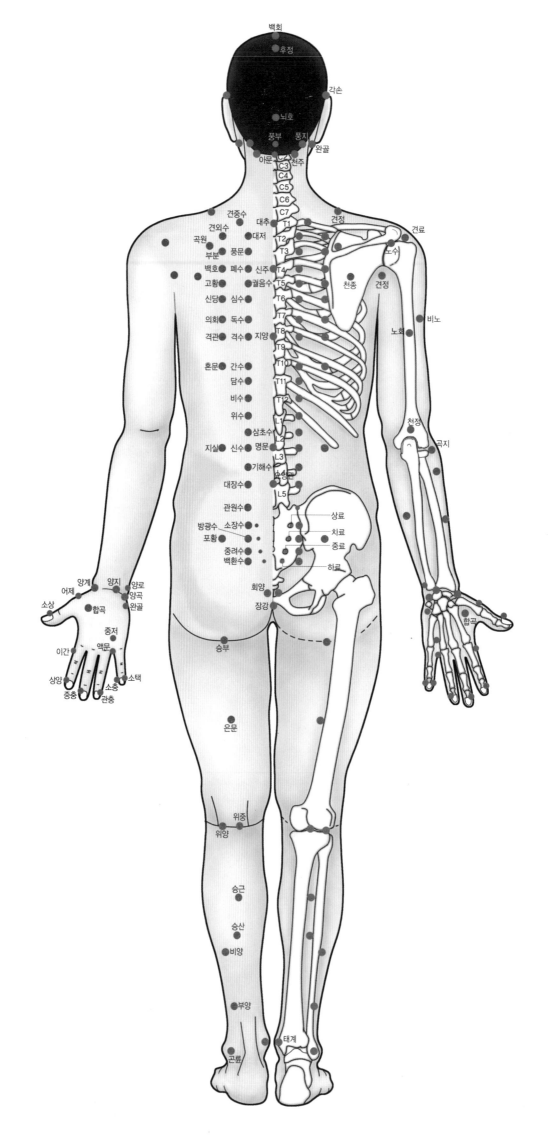